HEIKE HÖFLER

Gesundheitsratgeber Osteoporose

Die besten Übungen
Die richtige Ernährung

3. Auflage

humboldt

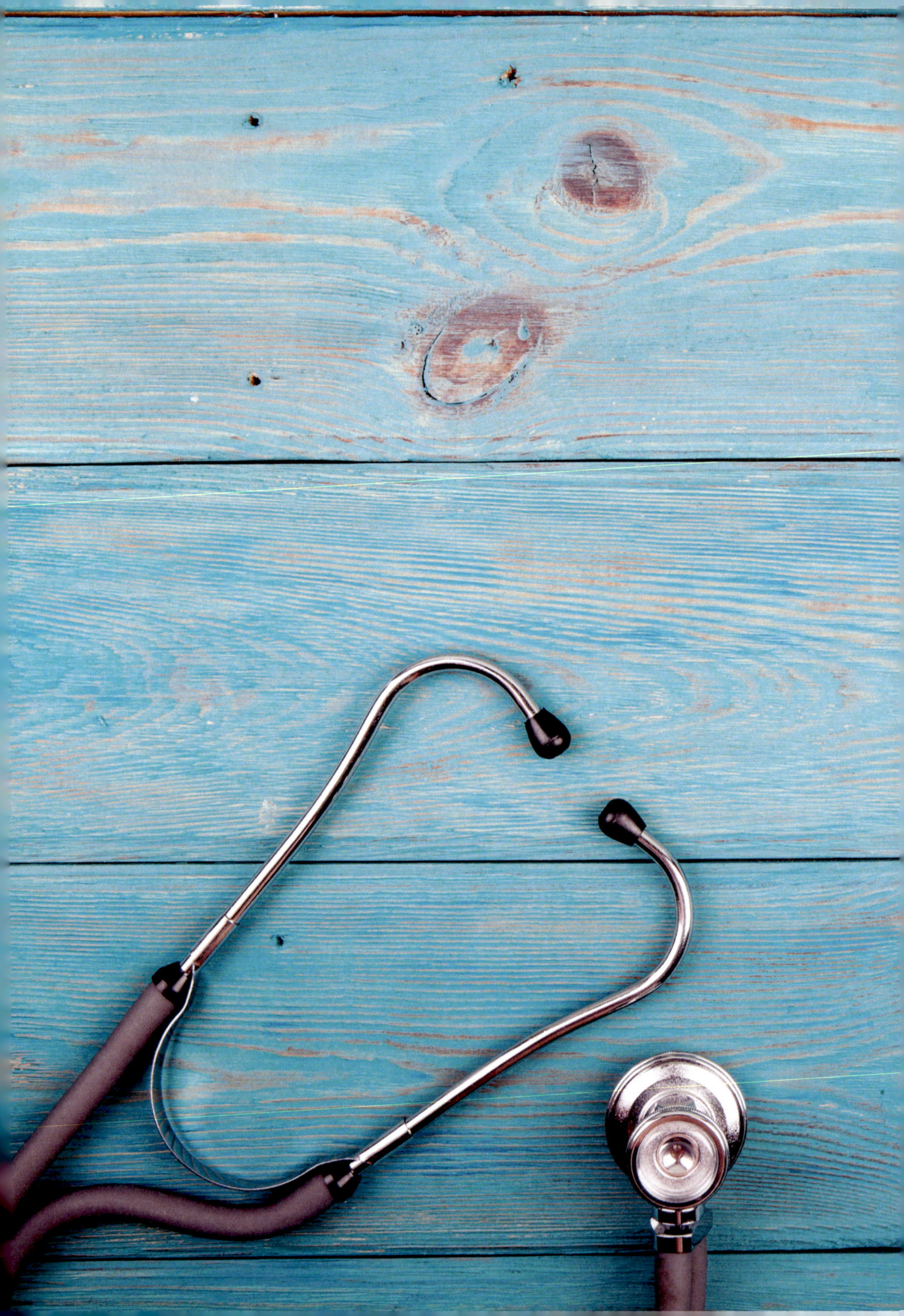

WAS SIE ÜBER OSTEOPOROSE WISSEN SOLLTEN

Leider wird Osteoporose immer noch zu wenig beachtet und als unvermeidliche Alterserscheinung hingenommen. Aber das muss nicht sein, denn es gibt Möglichkeiten der Vorbeugung und Therapie. Was Osteoporose überhaupt ist und wie Sie gezielt dagegen vorgehen können, erfahren Sie in diesem Kapitel.

Osteoporose – Ungleichgewicht der Knochenmasse

Osteoporose tritt bei Frauen vor allem während und nach den Wechseljahren als Folge des sinkenden Östrogenspiegels auf. Östrogen schützt die Knochen und wirkt sich auf den Knochenaufbau günstig aus. Auch bei Männern wirkt sich der sinkende Testosteronspiegel negativ auf die Knochendichte aus, aber erst langsamer und in späteren Jahren. Experten schätzen, dass allein in Deutschland mehr als sechs Millionen Menschen an Osteoporose erkrankt sind – mit steigender Tendenz: Laut der Weltgesundheitsorganisation WHO wird sich die Zahl der Betroffenen weltweit in zwanzig Jahren verdoppeln. Ein Grund dafür ist, dass die gestiegene Lebenserwartung zu einer dramatischen Zunahme der von Osteoporose Betroffenen geführt hat. Die Menschen werden heute im Durchschnitt doppelt so alt wie vor hundert Jahren: 1750 betrug die Lebenserwartung gerade mal 35 Jahre, 2015 lag sie – erfreulicherweise – im weltweiten Durchschnitt bei 71,4 Jahren, und in Deutschland sogar um die 80 Jahre.

!

Mit der richtigen Behandlung und Eigenverantwortung können Sie zuversichtlich in die Zukunft blicken.

Die wichtigste Botschaft gleich vorne weg: Sie können Osteoporose nicht nur vorbeugen, sondern sie lässt sich auch aufhalten. Die Festigkeit der Knochen kann wieder aufgebaut werden, und mit der richtigen Behandlung und einer guten Portion Eigenverantwortung können Sie und Millionen Betroffene zuversichtlich in die Zukunft blicken.

Fast jeder hat schon einmal den Begriff Osteoporose gehört. Die meisten wissen, dass es sich dabei um eine Knochenerkrankung handelt. Der Begriff „Osteoporose“ setzt sich aus den griechischen Wörtern „ostéon“ für Knochen und „póros“ für Öffnung, Pore zusammen und bedeutet wörtlich „Knochen-Durchlässigkeit“. Aber was genau passiert eigentlich im Körper, wenn jemand an Osteoporose leidet? Meistens stellt man sich unter Knochen statische, starre Gebilde vor. Aber eher das Gegenteil trifft zu: Knochen müssen sich optimal auf die unterschiedlichsten Anforderungen und tägliche Schwerstarbeit einstellen können, und dazu muss in ihrem Inneren ein perfekt aufeinander abgestimmtes Zusammenspiel zwischen Knochen aufbauenden und Knochen abbauenden Zellen stattfinden. Und genau dieses Zusammenspiel ist bei der Osteoporose empfindlich gestört.

!

Der Begriff Osteoporose kommt aus dem Griechischen und heißt wörtlich „Knochen-Durchlässigkeit".

Als Ergebnis dieses Ungleichgewichts baut sich Knochensubstanz ab. Wenn die Balance zwischen Knochenaufbau und -abbau nicht mehr stimmt und der Knochenabbau überwiegt, lässt die Belastbarkeit nach, und der Knochen wird immer poröser. Damit steigt das Risiko für Knochenbrüche – medizinisch Frakturen genannt – stark an. Wenn die Osteoporose weiter voranschreitet, sind typische Bruchstellen die Wirbelkörper, Oberschenkel und Handgelenke. Der poröse Knochen verursacht keine Beschwerden, das Risiko eines Knochenbruchs ist aber erhöht. Sie können jedoch, wie gesagt, eine ganze Menge dagegen tun:

- Das Osteoporose-Risiko lässt sich durch gezielte Vorbeugung verringern (dazu werden Sie im Folgenden noch mehr lesen).
- Der weitere Knochenabbau kann durch Medikamente gehemmt werden.

Beschwerdefrei – bis zum ersten Bruch

Leider wird eine Osteoporose häufig erst diagnostiziert, wenn es für vorbeugende Maßnahmen schon zu spät ist, nämlich nach dem ersten Bruch. Es tut nicht weh, wenn sich die Knochensubstanz verringert. Schmerzhaft wird es erst, wenn dem fortgeschrittenen Knochenschwund die ersten Knochenbrüche folgen. Und selbst dann wird nicht immer eine Osteoporose als Ursache erkannt. Immer noch viel zu häufig werden nur die Symptome behandelt – und nicht die eigentliche Krankheit. Unzählige Menschen müssen täglich starke Schmerzen ertragen, nur weil ihre Osteoporose nicht entdeckt oder nicht richtig therapiert wird. Wenn Sie bereits einen oder mehrere Knochenbrüche hatten, vor allem aus geringem Anlass, sprechen Sie unbedingt mit Ihrem Arzt darüber und lassen Sie eine Knochendichtemessung vornehmen.

Bei einer fortgeschrittenen Osteoporose sind die Knochen bereits so porös, dass auch kleinste Belastungen schlimme Folgen haben können. Schon das Heben einer Tasche, das Umdrehen im Bett, ein leichtes Stolpern oder sogar Husten kann zu einer Wirbel- oder Knochenfraktur führen. Das erklärt auch die hohe Rate an Oberschenkelhalsbrüchen bei älteren Menschen, ohne dass ein wirklich schwerer Unfall vorliegt. Zudem steigt mit dem ersten Bruch auch die seelische Belastung. Weil Schmerzen zum Dauerzustand werden, begleitet die Angst vor weiteren Frakturen die Betroffenen. Selbstvertrauen und Selbstständigkeit sinken, der Weg ins Pflegeheim ist oft vorgezeichnet.

!

Wenn Sie unsicher sind oder Verdachtsmomente bestehen, sollten Sie unbedingt sofort mit Ihrem Arzt sprechen.

Ich möchte die Folgen der Osteoporose hier nicht dramatisieren, denn es gibt gute moderne Therapiemöglichkeiten, die der Krankheit viel von ihrem Schrecken nehmen. Doch ist es wichtig, den Knochenschwund so früh wie möglich zu erkennen und zu behandeln. Wenn Sie unsicher sind oder den Verdacht haben, Sie könnten an Osteoporose leiden, sollten Sie unbedingt sofort mit Ihrem Arzt sprechen.

Der Aufbau unserer Knochen

Osteoporose ist, einfach ausgedrückt, eine Stoffwechselerkrankung, die sich auf die Knochen auswirkt. Sehen wir uns zunächst einmal an, was es für Knochen gibt und wie ein Knochen überhaupt aufgebaut ist.

Neben einer Reihe von Knochen, die hier keine größere Rolle spielen, gibt es drei wichtige Gruppen von Knochen:

- Röhrenknochen, z. B. Oberschenkelknochen, Armknochen und Fingerknochen

- platte Knochen, z. B. Schädelknochen, Rippen, Schulterblätter und Beckenknochen
- kurze Knochen, z. B. Handwurzelknochen

Ein typischer Röhrenknochen besteht aus zwei Knochenenden, den Epiphysen, und einem Knochenschaft, der Diaphyse. Dazwischen liegt jeweils ein kurzer Übergangsabschnitt, die Metaphyse.

Die **Epiphysen** bestehen aus einem feinen Geflecht von Knochenbälkchen, die so ausgerichtet sind, dass sie den Hauptrichtungen der einwirkenden Kräfte standhalten können. In ihrer Gänze

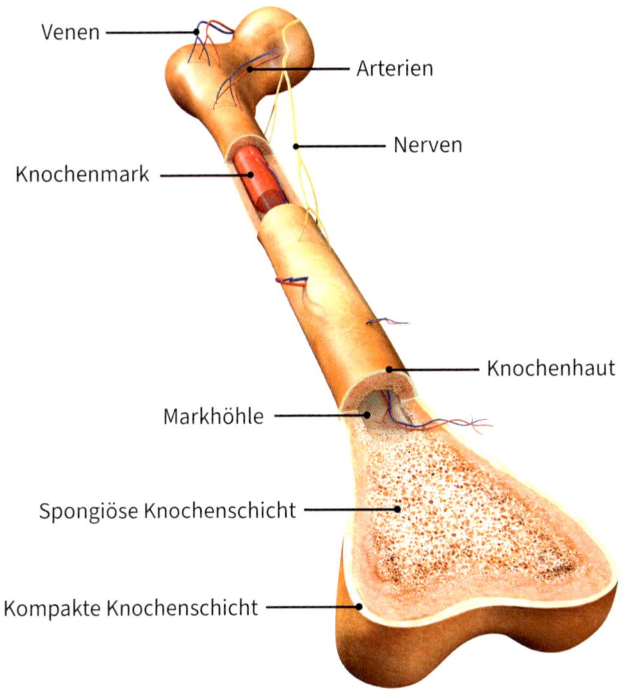

Der Aufbau eines Knochens.

bilden diese Knochenbälkchen die Knochenschwammsubstanz, die **Spongiosa** (gleich mehr dazu). Leidet jemand nun unter Osteoporose, so findet eine Abnahme der Knochenbälkchen statt: Sie werden dünner und spärlicher, was wiederum zur Verminderung der Knochensubstanz führt.

Osteoblasten und Osteoklasten

Unsere Knochen sind eigentlich eine ewige Baustelle, lebendige, gut durchblutete Organe, die aus Knochenzellen bestehen und die Knochenmasse aufbauen und aus Zellen Knochenmasse abbauen. Wichtige Begriffe sind in diesem Zusammenhang Osteoblasten und Osteoklasten. Erstere bauen Knochenmasse bei Beanspruchung auf und reparieren den Knochen nach Verletzungen. Man findet sie auf der Oberfläche von Knochenbälkchen. Letztere verhindern überschießendes Knochenwachstum. Im Röntgenbild ist die Verminderung von Knochenmasse erst ab einer Abnahme von etwa 30 Prozent zu erkennen.

Osteoblasten scheiden Knochengrundsubstanz ab und sind für die Bildung von Knochengewebe verantwortlich. Sie „mauern sich langsam ein“. Ab dem Zeitpunkt, wenn sie vollständig von der

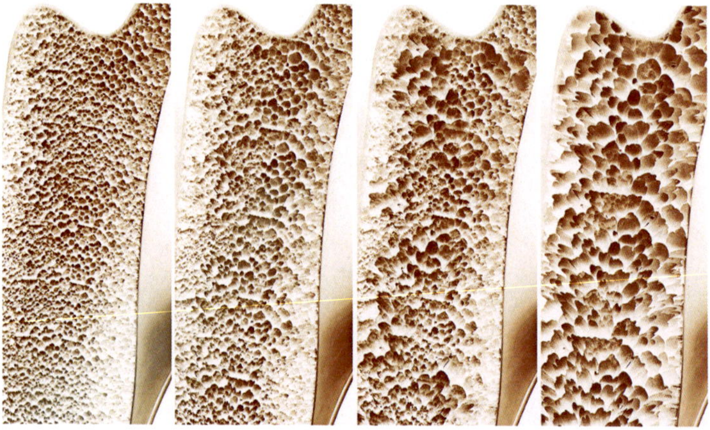

Die vier Osteoporose-Stadien: normaler Knochen, ausgedünnter Knochen, Osteoporose und ausgeprägte Osteoporose.

Knochengrundsubstanz eingeschlossen sind, werden sie Osteozyten genannt. Dies sind reife Knochenzellen, die sich vollständig in die von ihnen produzierte Matrix eingemauert haben. Osteoblasten bauen den Knochen auf. Dieser Prozess zieht sich aber viele Wochen hin, weil die Zellen das Bindegewebe erst produzieren müssen. Werden die Osteozyten nicht durch Zug oder Druck angesprochen, geben sie das Signal „Baustopp“ an die Osteoblasten ab, die sodann ihre Aufbauarbeiten einstellen.

Damit der Knochen aber nicht dauernd weiterwächst, verfügt er auch über knochenabbauende Zellen, die **Osteoklasten.** Sie bauen altes Knochengewebe ab, indem sie Salzsäure und Enzyme bilden (z. B. Kollagenasen), die den Knochen auflösen und abbauen. Die Reste werden auf dem Blutweg abtransportiert. Der Abbau von Knochenmasse verläuft deutlich schneller als der Aufbau. Auf diese Weise wird ein Knochen ständig, ein Leben lang um-, auf- und abgebaut und behält so die für ihn typische Form und Funktion.

!

Der Abbau von Knochenmasse verläuft deutlich schneller als der Aufbau.

Wichtig zu wissen ist, dass der Knochen beansprucht wird, nur dadurch baut er sich auf. Die Osteozyten registrieren über ihre Fortsätze jegliche Bewegungen und Kräfte, die auf den Knochen einwirken. Ein interessantes Detail: Der Knochenumbau ist ganz besonders im Kieferbereich aktiv. Aus diesem Grund können Zähne mittels Zahnspangen verschoben werden.

Spongiosa und Knochenmark

Die **Spongiosa** ist ein im Innenraum des Knochens aufgebautes System, das aus feinen Knochenbälkchen besteht. Es ist ein schwammartig aufgebautes Gerüstwerk, in dessen Innenraum das Knochenmark gebildet wird. Diese Konstruktion sorgt für eine große Stabilität des Knochens bei relativ geringem Gewicht.

In den Hohlräumen des Netzes, das die Knochenbälkchen bilden, befindet sich das **Knochenmark.** Während bei Säuglingen in den Knochen lediglich rotes blutbildendes Knochenmark vorhanden ist, wird es im Laufe des Lebens teilweise durch gelbes Knochenmark, auch Fettmark genannt, ersetzt, das keine Blutzellen produzieren kann. Erwachsene Personen haben ca. 50 Prozent rotes und 50 Prozent gelbes Knochenmark. Das rote, blutbildende Knochenmark befindet sich vor allem in den Wirbelkörpern, den Rippen, dem Brustbein, dem Schädelknochen, dem aufsteigenden Ast des Unterkiefers, der Beckenschaufel und den Enden der langen Röhrenknochen.

Das rote Knochenmark enthält vor allem Vorstufen der roten und weißen Blutkörperchen sowie der Blutplättchen und die blutbildenden Stammzellen. Diese Reifungsprozesse, die hier im Knochenmark stattfinden, werden in der Medizin als Erythro-, Thrombo- und Leukozytose bezeichnet und durch bestimmte Hormone gesteuert. Insgesamt leiden deshalb viel mehr Frauen an Osteoporose als Männer, denn besonders der plötzliche Hormonmangel nach der Menopause beschleunigt bei ihnen den Knochenschwund: Wenn die Östrogene wegfallen, werden Entzündungsbotenstoffe freigesetzt, die sich im Knochenmark befinden. Das regt

> **!** Wenn die Östrogene wegfallen, werden Entzündungsbotenstoffe freigesetzt, die die knochenabbauenden Zellen anregen.

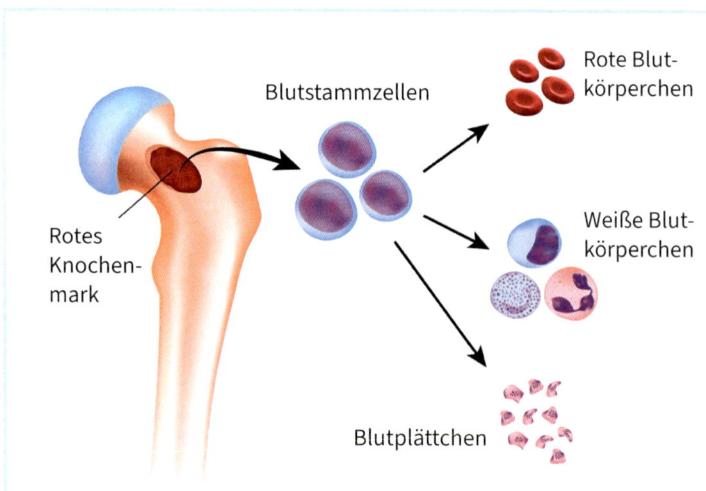

Das rote Knochenmark enthält vor allem Blutkörperchen und Blutplättchen sowie Stammzellen.

die knochenabbauenden Zellen an. Mehr dazu lesen Sie weiter unten.

Wieso sind Knochen so stabil?

Etwa ein Drittel unserer Knochen setzt sich aus organischen Substanzen zusammen. Diese organischen Substanzen bestehen größtenteils aus Kollagenen (Strukturproteinen), aus Proteoglykanen (ebenfalls eine Form von Proteinen) und weiteren Proteinen. In dieses Grundgerüst, die sogenannte Matrix, sind anorganische Verbindungen eingelagert, vor allem Kalziumverbindungen. Bei Bedarf, also wenn das Kalzium anderswo benötigt wird, können diese wieder freigesetzt werden.

Es findet ein stetiger Austausch von Mineralstoffen zwischen Blut- und Knochengewebe statt. Durch diese besondere Kombination aus anorganischen und organischen Materialien und der Struktur der Knochenbälkchen erreicht der Knochen seine außergewöhnliche Stabilität und bleibt gleichzeitig biegsam. Es ist kaum zu glauben, aber gesunde menschliche Knochen sind doppelt so hart wie Granit und genauso belastbar wie Gusseisen.

!

Gut zu wissen: Der menschliche Knochen ist doppelt so hart wie Granit und genauso belastbar wie Gusseisen.

Die Rolle der Hormone

Reguliert werden diese Vorgänge zusätzlich durch verschiedene Hormone:

- Calcitonin, ein Hormon der Schilddrüse, hemmt die Tätigkeit der Osteoklasten und damit den Knochenabbau und fördert den Einbau von Kalzium in die Knochen.
- Parathormon, ein Hormon der Nebenschilddrüse, fördert den Knochenabbau, indem es Kalzium aus den Knochen freisetzt, wenn der Kalziumgehalt des Blutes niedrig ist.

Die gesunde Schilddrüse bremst mit dem Hormon Calcitonin den Knochenabbau. Die gesunde Nebenschilddrüse sorgt mit dem Pa-

Frauen haben nach den Wechseljahren ein höheres Risiko für Osteoporose.

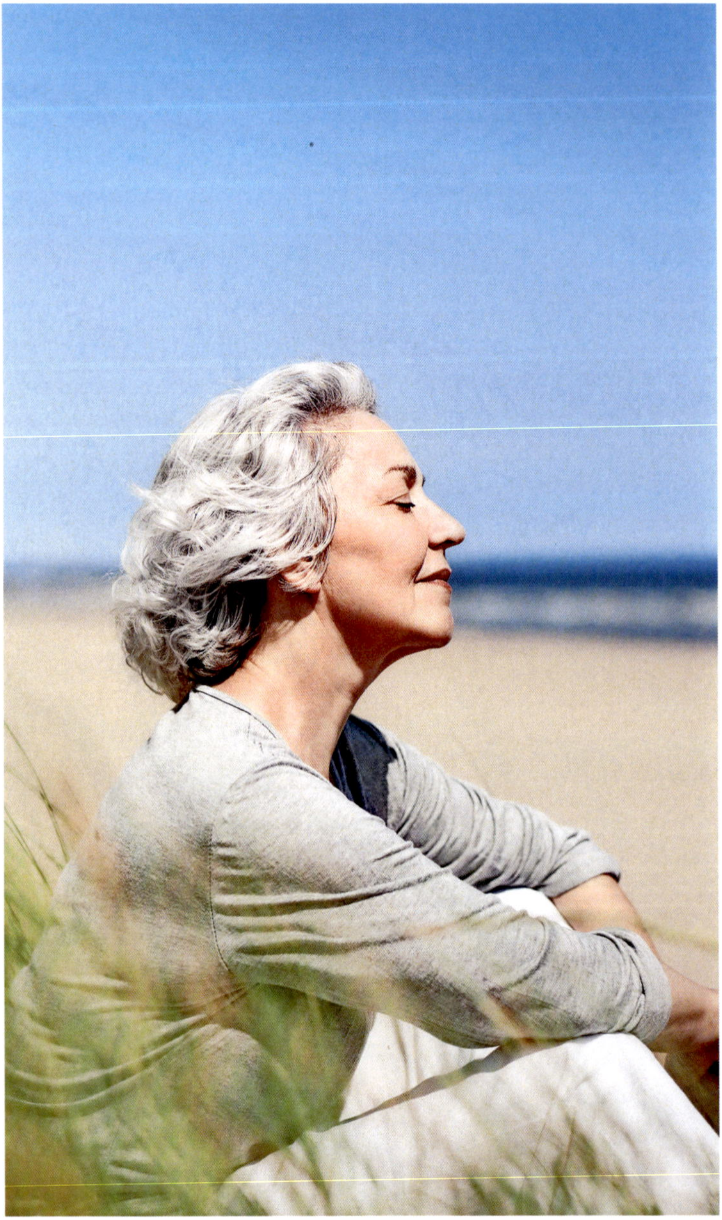

rathormon dafür, dass bei niedrigen Kalziumwerten im Blut der Kalziumspiegel wieder ansteigt. Es fördert den Kalziumtransport aus Knochen, Niere und Darm ins Blut. Beide Hormone sorgen neben Vitamin D und Phosphat dafür, den Kalziumspiegel auf dem Normalwert zu halten.

Hormonbehandlung bei Osteoporose?

An der Regelung des Kalziumspiegels sind indirekt auch die Geschlechtshormone Östrogen und Testosteron beteiligt, da diese ebenfalls die Osteoblasten stimulieren und dadurch den Knochenaufbau fördern. Frauen haben daher nach den Wechseljahren aufgrund eines Mangels an Geschlechtshormonen ein höheres Risiko für Osteoporose.

Östrogene werden (bei Frauen) in den Eierstöcken gebildet und sind zunächst einmal sehr wichtig für den endgültigen Aufbau der Gipfelknochenmasse ab der Pubertät und später für den Erhalt der Knochenmasse bis zur Menopause, dem Ende der natürlichen Regelblutung. Auch wenn die Regelblutung verspätet beginnt, z. B. erst nach dem 16. Lebensjahr, kann ein verminderter Knochenaufbau die Folge sein und mit einem höheren Osteoporoserisiko einhergehen. Ein weiteres, deutlich höheres Risiko für Knochenschwund liegt vor, wenn die Eierstöcke vor dem 45. Lebensjahr operativ entfernt worden sind.

Eine Hormonbehandlung nach der Menopause bzw. nach einer Operation kann einen übermäßigen Knochenabbau zwar oft verhindern, jedoch sind Östrogene unter anderem wegen des erhöhten Brustkrebsrisikos zunehmend in die Kritik geraten und daher nicht mehr uneingeschränkt zu empfehlen. Zur Behandlung einer manifesten Osteoporose zählen Östrogene heute definitiv nicht mehr zu den Mitteln der ersten Wahl bzw. sind dafür nach heutigem Kenntnisstand nicht mehr ausreichend. Bitte lassen Sie sich von dem Arzt Ihres Vertrauens ausführlich informieren, ob eine Hormonbehandlung für Sie sinnvoll ist.

> **!**
> Informieren Sie sich ausführlich, ob eine Hormonbehandlung für Sie sinnvoll ist.

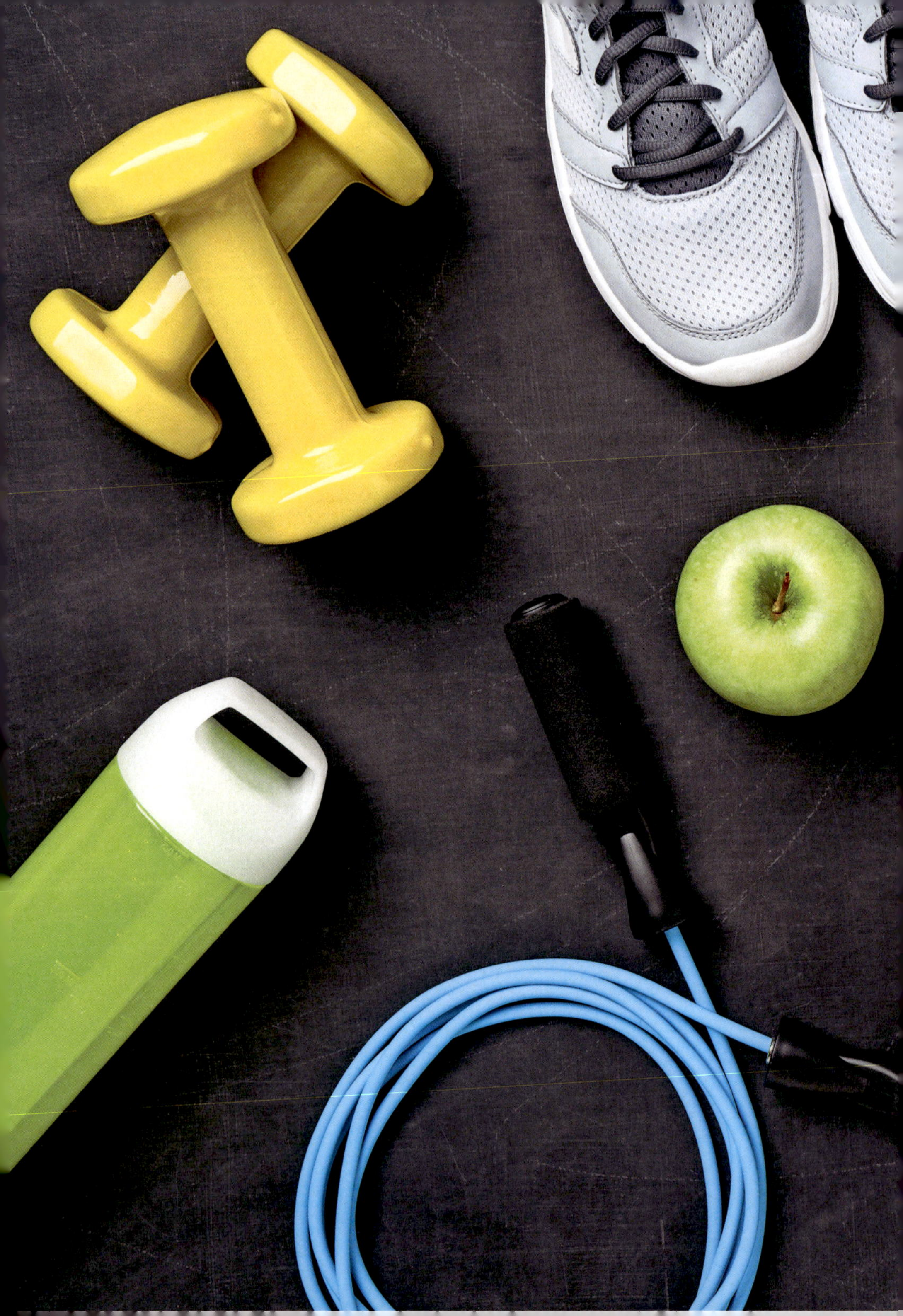

DAS ERFOLGREICHE DUO GEGEN KNOCHENSCHWUND: ERNÄHRUNG UND BEWEGUNG

Niemand ist dem Knochenabbau einfach ausgesetzt. Es stehen uns einige Möglichkeiten zur Verfügung, wie wir den Knochenabbau stoppen und den Knochenaufbau begünstigen können. Dazu ist keine Zauberei nötig, sondern Sie können ganz nebenbei im Alltag einiges für die Gesundheit Ihrer Knochen tun! Wie Sie für sich und Ihren Körper sorgen, lernen Sie in diesem Kapitel.

Warum Selbsthilfe sinnvoll ist

Die Osteoporose hat einen großen Vorteil: Anders als bei vielen anderen Krankheiten lässt sich etwas dagegen tun. Sie sind dem Knochenschwund nicht hilflos ausgeliefert, sondern können selbst aktiv werden. Selbsthilfe hat hier einen hohen Stellenwert! Auch Ärzte sind der Meinung, dass ohne die aktive Beteiligung des Patienten Osteoporose nicht zu stoppen ist: Die Basistherapie aus Ernährung und Bewegung ist die Grundlage jeder Behandlung – die Einnahme von Medikamenten alleine genügt nicht. Nicht Ihr Arzt, sondern Sie selbst bestimmen, ob, wann und wie Sie sich selbst helfen!

Verschiedene Risikofaktoren können eine Osteoporose begünstigen. Beinflussbare Risikofaktoren sind Bewegungsmangel, Ernährungsmangel, Östrogenmangel sowie Alkohol, Koffein und Nikotin. Unbeeinflussbare Faktoren sind das Alter, das Geschlecht und erbliche Veranlagungen.

Die genetische Veranlagung und das Lebensalter sind natürlich nicht beeinflussbar, aber mit einer gesunden und bewegungsfreundlichen Lebensweise lässt sich einiges bewirken. Wie diese aussieht, erfahren Sie auf den nächsten Seiten.

Gute Ernährung für starke Knochen

> **!**
>
> Bei Osteoporose sollten Sie sich so ernähren, dass Ihre Knochen gefestigt und gestärkt werden.

Wie Sie inzwischen wissen, lebt der Knochen. Er wird permanent umgebaut und ist deshalb abhängig von einer ausgewogenen Versorgung mit Vitaminen und weiteren Mikronährstoffen, die zu einem gesunden Gleichgewicht innerhalb der Knochensubstanz beitragen. Bei Osteoporose sollten Sie sich am besten so ernähren, dass Ihre Knochen gefestigt und gestärkt werden. Das erreichen Sie in erster Linie durch Mineralien wie Kalzium und Vitamine, vor allem Vitamin D.

Leider hat unsere moderne Lebensweise den Nachteil, dass unser Essen oft zu kurz kommt. Darüber hinaus senken künstliche Bestrahlung statt Sonnenlicht und lange Transportwege die Qualität unserer Lebensmittel. Zu viele Fertiggerichte, zu wenig abwechslungsreiche Ernährung, zu wenig frische Lebensmittel führen dazu, dass wir unter Vitamin- und Mineralstoffmangel leiden. Diese Art der einseitigen Ernährung hat irgendwann gesundheitliche Störungen zur Folge.

Mineralstoffmangel macht sich am Anfang kaum bemerkbar, weil es zunächst keine Beschwerden gibt. Mit der Zeit aber können sie Befindlichkeitsstörungen wie Müdigkeit, Konzentrationsschwäche, Schwächegefühle, Schwindel, Krämpfe oder Hautmissempfindungen („Ameisenlaufen") auslösen. Oft ist unklar, was die Beschwerden auslöst, und wir bemerken erst dann, dass Kalzium fehlt, wenn Fingernägel brüchig werden oder vielleicht sogar schon ein erster Bruch entstanden ist.

Bewusste Ernährung bei Osteoporose

Das Gute an einer Ernährungsweise, die die Vermeidung von Osteoporose zum Ziel hat, ist, dass es sich von vornherein um eine gesunde Ernährung handelt. Meist ist nur eine kleine und einfache Umstellung Ihres Speiseplans nötig. Wenn Sie ein paar Kleinigkeiten bei Ihrer Ernährung beachten, können Sie schon viel erreichen.

Eine osteoporosebewusste Ernährung bedeutet, dass Sie diejenigen Nahrungsmittel vermeiden, die den Stoffwechsel ungünstig beeinflussen, und stattdessen auf eine gesunde Ernährung umstellen. Das bedeutet im Großen und Ganzen: Essen Sie weniger Fleisch, Wurst, Salz und Fett, dafür mehr grünes Gemüse, Obst und Milchprodukte.

> **!**
> Essen Sie weniger Fleisch, Wurst, Salz und Fett, dafür mehr grünes Gemüse, Obst und Milchprodukte.

Mit oder ohne Osteoporose: Täglich gehören Obst und Gemüse auf den Speiseplan. Diese liefern nicht nur Vitamine, Mineral- und Ballaststoffe, sondern sind meist kalorienarm und können daher reichlich verzehrt werden. Brot, Getreide, Müsli gehören als ballaststoffreiche Nahrung ebenfalls auf den Tisch. Backwaren aus Vollkorn liefern durch Ballaststoffe und Kohlehydrate einen höheren Nährwert als helle Backwaren. Variieren Sie auch mit Naturreis, Hülsenfrüchten, Teigwaren, Kartoffeln und verschiedenen Getreidesorten: Es muss nicht immer Weizen sein, probieren Sie auch einmal Roggen oder Dinkel, der besonders wertvoll ist.

Gerade unser hektischer Alltag zwischen Beruf und Familie verführt leicht dazu, hastig und zwischendurch zu essen. Versuchen Sie sich Zeit zu nehmen, essen Sie in Ruhe und bewusst, so steigern Sie den Sättigungseffekt und schaffen sich selbst wieder ein gutes Bewusstsein für Lebensmittel.

Beim Einkauf achten Sie am besten auf frische Produkte, die Sie auch möglichst frisch verwenden sollten. Setzen Sie gern auch Bio-Lebensmittel auf den Speiseplan, damit tun Sie nicht nur etwas für sich, sondern auch für Ihre Umwelt. Bei der Zubereitung der Speisen ist es wesentlich, auf schonendes und nicht zu langes Garen zu achten.

Grundsätzlich gilt auch bei Osteoporose: Sie dürfen alles essen. Auch ruhig mal „sündigen“, wenn es der Seele gut tut. Wie überall im Leben kommt es auch hier auf das richtige Maß an.

Die goldenen Regeln zu einer sinnvollen Ernährung gegen Osteoporose noch einmal auf einen Blick:

- Essen Sie möglichst vielseitig.
- Setzen Sie Kartoffeln und Getreideprodukte auf den Speiseplan.
- Nehmen Sie mehrmals am Tag Obst und Gemüse zu sich.
- Verzehren Sie mehr Milchprodukte und weniger Fleisch.
- Vermeiden Sie fettreiche Lebensmittel.
- Bleiben Sie maßvoll bei Zucker und Salz.
- Nehmen Sie stets genügend Flüssigkeit zu sich.
- Achten Sie auf frische Lebensmittel und eine schonende Zubereitung.

Was Sie vermeiden sollten

Oft wissen wir es ohnehin schon selbst, weil wir entweder darüber gelesen haben oder die Folgen auch schon einmal am eigenen Leib erfahren haben, aber das schützt uns oft nicht davor, es wieder zu tun. Dennoch sollten Sie sich noch einmal klarmachen, welche Stoffe bei Osteoporose tatsächlich nicht empfehlenswert sind und warum. Versuchen Sie daher, den Konsum von Alkohol, Zigaretten und Kaffee zu reduzieren, soweit Sie können – Ihre Knochen werden es Ihnen danken.

!

Versuchen Sie, den Konsum von Alkohol, Zigaretten und Kaffee zu reduzieren, soweit Sie können.

Alkohol

Die Wirkung von Alkohol auf den Knochenstoffwechsel ist noch nicht eindeutig geklärt. Bei mäßigem Alkoholkonsum, das heißt, täglich ein Glas Wein oder Bier, sind wahrscheinlich keine Probleme zu erwarten. Trinken Sie aber mehr, müssen Sie mit einer Abnahme der Knochenmasse rechnen. Denken Sie immer daran: Alkohol ist eigentlich ein Gift für den Körper. Alkohol in hohen Dosen hemmt die Knochenaufbauzellen (Osteoblasten) und hat einen negativen Einfluss auf den Vitamin-D-Stoffwechsel. Außerdem fördert Alkohol eine verstärkte Kalzium-Ausscheidung mit dem Urin.

Zigaretten

Neben zahlreichen anderen gesundheitlich negativen Auswirkungen wie chronischen Atemwegserkrankungen, erhöhtem Krebsrisiko, Herz-Kreislauf-Schäden und vielem anderen hat Rauchen auch eine osteoporosefördernde Wirkung: Durch den Zigarettenkonsum verengen sich die kleinsten Blutgefäße (Kapillaren), was wiederum die Versorgung der Knochen mit Nährstoffen verschlechtert.

Kaffee

So wenig Kaffee aus unserem Leben wegzudenken ist: Auch hier sollten Sie maßhalten. Koffein besitzt wie Alkohol ausschwemmende Eigenschaften, die sich auf den Kalziumhaushalt im Körper auswirken. Koffein wirkt entwässernd auf die Nieren, sodass über den Urin nicht nur Wasser aus dem Körper, sondern auch gleich Elektrolyte wie Kalzium, Magnesium und Zink gespült werden. Ein ausgeglichener Elektrolythaushalt ist aber wichtig, damit der Körper genügend „Baumaterial" für seine Stoffwechselprozesse erhält. Daher sollten Sie nicht mehr als drei Tassen Kaffee täglich trinken.

Nährstoffe und Co.

Wie Sie schon erfahren haben, spielt Kalzium bei der Vermeidung von Osteoporose eine tragende Rolle. Aber nicht nur Kalzium, auch die richtige Menge an Phosphat, Magnesium, Vitamin D und Vitamin K sind essenziell für gesunde Knochen. Im Folgenden lesen Sie, wie wichtig diese Mineralstoffe sind. Beginnen wir mit Kalzium, dem wichtigsten Baustein.

Ob jung, ob alt: Immer an die Knochen denken!

Beginnen Sie nicht erst mit der Diagnose Osteoporose mit einer knochenbewussten Ernährung. Schon Kinder und Jugendliche sollten genügend kalziumreiche Nahrung zu sich nehmen, damit sie schon in der Jugend einen möglichst großen „Vorrat" an Knochenmasse aufbauen können.

Das gilt auch während einer Schwangerschaft, während der Sie Kalzium für zwei aufnehmen müssen.

Kalzium – das Baumaterial der Knochen

Kalzium ist mengenmäßig der bedeutsamste Mineralstoff im Körper. Neben Magnesium, Kalium und Natrium hat es Einfluss auf die Reizübertragung in Nerven und Muskelzellen. Im Körper wird etwa ein Kilogramm Kalzium gespeichert. Davon werden 99 Prozent in Knochen und Zähnen gelagert, und ein Prozent kommt in anderen Geweben und im Blut vor.

Kalzium ist der wichtigste Knochenbaustein. Unser Körper benötigt für die optimale Versorgung der Knochen viel davon. Besonders von Osteoporose Betroffene brauchen reichlich Kalzium und eine optimale Versorgung mit Vitaminen. Eine osteoporoseorientierte Ernährung heißt daher, auf eine ausreichende Mineralstoff- und vor allem Kalziumzufuhr zu achten.

Fehlt Kalzium, entzieht der Körper das fehlende Mineral den Knochen. Bekommt unser Körper nicht genügend Kalzium mit der Nahrung, wird langfristig Kalzium aus dem Knochen abgebaut und ausgeschwemmt oder kann erst gar nicht in die Knochen eingebaut werden.

!

Kalzium ist der wichtigste Knochenbaustein. Unser Körper benötigt für die optimale Versorgung der Knochen viel davon.

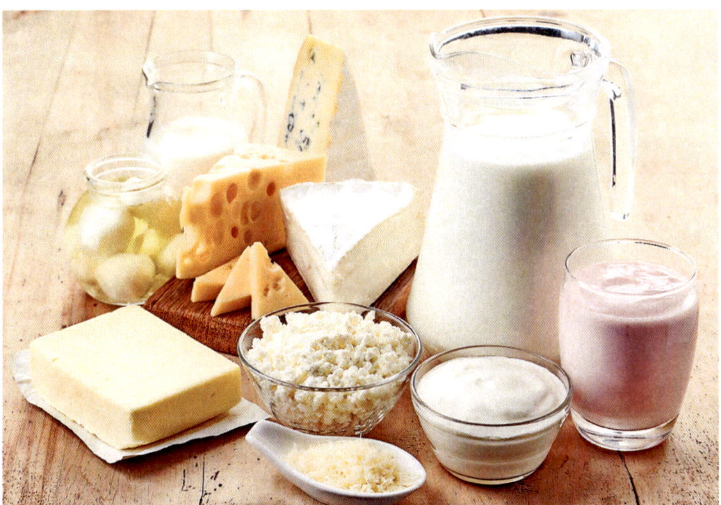

Milch und Milchprodukte sind die besten Kalziumlieferanten.

Kalziummangel kann nicht nur durch eine falsche Ernährung, sondern auch durch andere Umstände ausgelöst werden. Diese Faktoren können zu einem Kalziummangel führen:

- Schilddrüsenerkrankungen
- Hormonstörungen
- Vitamin-D-Mangel
- Nierenerkrankungen
- erhöhter Phosphatspiegel
- Medikamente (Kortison, harntreibende Mittel etc.)
- Störung der Kalziumverwertung und -aufnahme
- Magnesiummangel

Lassen Sie gegebenenfalls von Ihrem Arzt abklären, welche weiteren Ursachen Ihr Kalziummangel haben könnte.

Milch und Milchprodukte sind die besten Kalziumlieferanten und besonders zu empfehlen, da die enthaltene Laktose (Milchzucker) die Verfügbarkeit für den Knochen erhöht. Fleisch ist z. B. kalziumarm: Um den Tagesbedarf an Kalzium zu decken, können Sie etwa 660 ml Milch trinken, müssten aber 20 kg Schweinefleisch essen; Rindfleisch wären es noch mehr. „Die meisten Leute haben nur im Kopf: Ich muss Milch trinken und Käse essen. Den Bedarf kann ich aber noch ganz anders decken, etwa mit grünem Gemüse und Kräutern. Mit einem Salat, etwas Joghurt-Dressing und Kräutern oben drauf habe ich bereits ein Drittel meines Tagesbedarfs gedeckt", so die Osteoporose-Spezialistin Dr. Jutta Semler.

Die kalziumreichsten Lebensmittel sind folgende:

- Parmesan, Gouda und Emmentaler sind besonders reich an Kalzium.
- Eier und Milchprodukte liefern zusätzlich noch Vitamin D, das die Einlagerung in den Knochen unterstützt.
- Salate und Gemüsesorten wie Grünkohl und Brokkoli sowie Haselnüsse (Erdnüsse gehören zu den Kalziumräubern, weil sie

viel Phosphat und auch Oxalsäure enthalten) sind gut für Ihren Kalziumhaushalt und enthalten zudem viele Mineralstoffe und Spurenelemente.

- Bei Obst liefern Brombeeren, Kiwis und Orangen den größten Kalziumanteil.
- Bestimmte – natriumarme – Mineralwässer sind ebenfalls kalziumreich. Achten Sie hier auf die Nährwertangaben auf der Flasche.

Entscheidend ist, dass die Zufuhr von Kalzium individuell angepasst erfolgt. Zu viel ist genauso wenig gut wie zu wenig. Achten Sie darauf, etwa 1000 bis maximal 1500 mg täglich zu sich zu nehmen (Empfehlung des Deutschen Dachverbands Osteologie, DVO). Wenn Sie es einmal nicht schaffen, den Tagesbedarf über die Nahrung aufzunehmen, können Sie es auch mit Nahrungsergänzungsmitteln, also Kalziumtabletten, zu sich nehmen. Und keine Angst: Eine Überdosierung ist kaum möglich, weil überschüssiges Kalzium über den Stuhl wieder ausgeschieden wird. Dennoch: Übertreiben Sie es nicht, denn langfristig kann sonst eine Flüssigkeitsmangel im Körper entstehen. Mit folgenden Nahrungsmitteln können Sie eine ausreichende Kalziumversorgung gewährleisten.

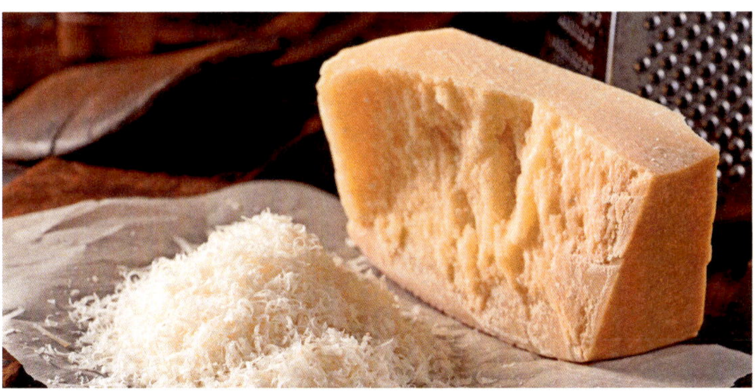

Parmesan ist besonders reich an Kalzium.

Die besten kalziumhaltigen Lebensmittel

PFLANZLICHE QUELLEN	KALZIUMGEHALT JE 100 g
Mandeln	250 mg
Grünkohl, roh	230 mg
Haselnüsse	225 mg
Gartenkresse	215 mg
Sojabohnen	200 mg
Feigen, getrocknet	190 mg
Lachs (Dose)	185 mg
Pistazienkerne	130 mg
Brokkoli	115 mg
Fenchel	110 mg
Lauch	90 mg
Brombeeren	45 mg
Orangen	40 mg
Kiwis	40 mg
MILCHPRODUKTE	**KALZIUMGEHALT JE 100 g**
Parmesan	1180 mg
Emmentaler	1030 mg
Gouda	820 mg
Edamer	800 mg
Mozzarella	630 mg
Büffelmozzarella	405 mg
Ziegenmilch	130 mg
Schafsmilch	185 mg
Joghurt (Kuhmilch, 3,5 %)	120 mg
Kuhmilch	120 mg
Sojamilch	120 mg

Beispielhaft nehmen Sie über den Tag verteilt ca. 1000 mg Kalzium mit folgenden Nahrungsmitteln auf:

- 2 Scheiben Graubrot oder Vollkornbrot
- 2 Scheiben Gouda, Edamer oder Emmentaler
- 1 Portion Brokkoli
- 2 Gläser Mineralwasser
- 1 Becher Joghurt (200 g)

oder

- 2 Gläser Milch (à 200 ml)
- 2 Scheiben Graubrot oder Vollkornbrot
- 2 Portionen Camembert
- 1 Portion Blattspinat

oder

- 1 Becher Joghurt (à 200 g)
- 1 Portion Müsli (50 g) mit Milch (100 ml)
- 1 Scheibe Graubrot oder Vollkornbrot
- 1 Scheibe Gouda, Edamer oder Emmentaler
- 1 Portion Grünkohl
- 1 Glas Mineralwasser

Kalziumräuber

Eine gesunde Ernährung ist wichtig, doch ihr Nutzen ist nur begrenzt, wenn Sie nicht gleichzeitig auf den Gehalt an anderen Stoffen achten, denn diese können die Wirkung der gesunden Ernährung einschränken. Oft orientieren sich Osteoporose-Betroffene nur an den richtigen Kalzium- und Vitamin-D-Werten, beachten aber nicht, dass manche Lebensmittel Bestandteile enthalten, die die Einlagerung von Kalzium in den Knochen hemmen. Weil sie sich auf die Kalziumbilanz negativ auswirken, könnte man sie auch als „Kalziumräuber“ bezeichnen. Wichtig ist es daher, dass Sie bei Osteoporose nicht nur auf die richtige Menge Kalzium achten, sondern auch darauf, dass dieses Kalzium über den Darm und den Blutkreislauf die Knochen erreichen kann.

!

Rauchen entzieht den Knochen Kalzium durch die Schadstoffe, die dabei entstehen.

Damit die Ernährungsumstellung auch wirklich Erfolg hat, hilft es, sich mit den Stoffen auseinanderzusetzen, die wir zwar brauchen, die aber die Umsetzung von Kalzium behindern, nämlich Phosphat, Oxalsäure und Kochsalz. Übrigens: Auch Rauchen entzieht durch die Schadstoffe, die dabei entstehen, den Knochen Kalzium!

Phosphat

Phosphat ist in unserem Körper an vielen Stellen vorhanden. Der größte Anteil findet sich in einer Verbindung mit Kalzium in unseren Zähnen und Knochen. Wir brauchen Phosphat, denn es spielt eine wichtige Rolle beim Energiestoffwechsel, beim Knochenstoffwechsel und – bei der Festigkeit der Knochen.

Phosphat kommt praktisch in allen Lebensmitteln vor. Viele Lebensmittel enthalten reichlich Phosphat. Zu den Spitzenreitern gehören vor allem Fertiggerichte, Fast Food, Chips, Cola und Limonaden, auch Schmelzkäse, Fleischextrakt und Hefe. Auch Fleisch (besonders Schweinefleisch) und Wurst sind oft stark phosphathaltig.

!

Auf der „knochensicheren“ Seite sind Sie, wenn der Kalziumgehalt eines Lebensmittels höher ist als der Phosphatanteil.

Das Vertrackte daran: Bei einer zu hohen Aufnahme von Phosphat wird einerseits Kalzium vermehrt aus dem Knochen gelöst und über die Niere ausgeschieden, geht also verloren, andererseits wird die Aufnahme (Resorption) von Kalzium aus dem Darm reduziert. Es geht bei der Ernährung also um das richtige Verhältnis zwischen Kalzium und Phosphat, denn wir brauchen beides. Auf der „knochensicheren“ Seite sind Sie, wenn der Kalziumgehalt eines Lebensmittels höher ist als der Phosphatanteil, Sie also eine positive Gesamtbilanz zugunsten von Kalzium haben. Achten Sie darauf, dass das Verhältnis von Kalzium zu Phosphat 1 : 2 nicht übersteigt.

Kalzium-Phosphat-Verhältnis einiger Lebensmittel im Vergleich

NAHRUNGSMITTEL	KA-GEHALT JE 100 g	P-GEHALT JE 100 g	VERHÄLTNIS
Kresse	214 mg	38 mg	5,63 : 1
Grünkohl	212 mg	87 mg	2,44 : 1
Löwenzahn	158 mg	70 mg	2,26 : 1
Fenchel	109 mg	51 mg	2,14 : 1
Molke	100 mg	50 mg	2,00 : 1
Petersilie	245 mg	128 mg	1,91 : 1
Lauch	87 mg	46 mg	1,89 : 1
Feigen (getrocknet)	244 mg	144 mg	1,69 : 1
Brennnessel	200 mg	120 mg	1,67 : 1
Meerrettich	105 mg	65 mg	1,62 : 1

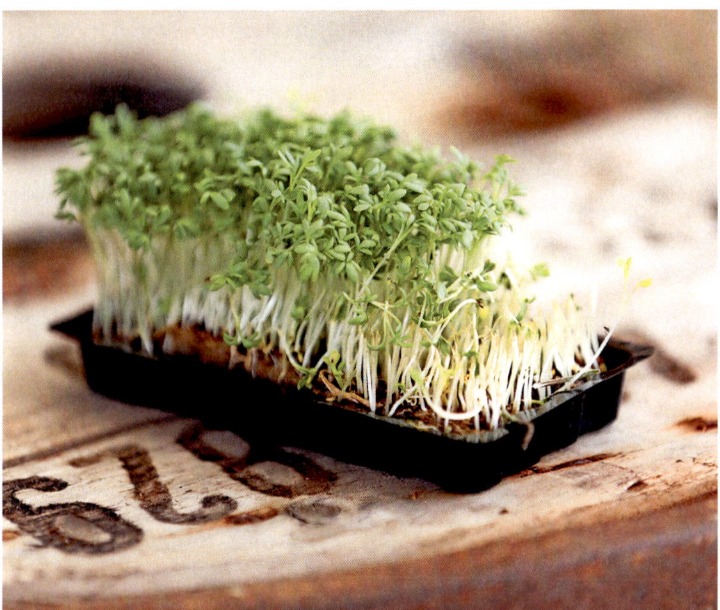

Küchenkräuter wie Kresse sind sehr kalziumhaltig.

Oxalsäure

Spinat, rote Bete, Mangold oder Rhabarber sind gesund, sollten aber nicht im Übermaß gegessen werden, denn neben all ihren Vorteilen enthalten sie auch Oxalsäure. Diese organische Säure kann sich im Darm mit Kalzium, Spurenelementen oder Mineralstoffen verbinden und somit deren Aufnahme in den Stoffwechsel verringern.

Kochsalz

1,4 g Koch- oder Speisesalz ist für den Menschen täglich lebensnotwendig. Es besteht hauptsächlich aus Natriumchlorid (NaCl) im Verhältnis von ca. 60 Prozent Natrium und 40 Prozent Chlor. Natrium hält den Wassergehalt im Körper aufrecht, und wir brauchen es für die Erregungsweiterleitung in unseren Nerven und Muskeln. Aber: Das Natrium im Salz fördert leider auch die Kalzium-Ausscheidung. Je mehr Kochsalz zugeführt wird, desto höher ist die Ausscheidung an Kalzium im Urin. Verwenden Sie Kochsalz daher sparsam. Salzbewusst essen ist Gewohnheitssache. Anfangs ist das sicherlich eine geschmackliche Umstellung, aber hundertprozentig ohne Nebenwirkung und gesund für Ihre Knochen.

> **!**
> Verwenden Sie Kochsalz sparsam, um kein Kalzium zu verlieren.

Magnesium – der zweitwichtigste Mineralstoff

Nach Kalzium ist Magnesium mengenmäßig der zweitwichtigste Mineralstoff, den Sie brauchen, um Osteoporose zu vermeiden. Viele Menschen leiden heute an Magnesiummangel, nicht zuletzt wegen unserer ausgelaugten Böden, die die Pflanzen mit immer weniger Magnesium versorgen können. Magnesium ist aber für viele Körperfunktionen unverzichtbar, gerade für den Kalziumstoffwechsel.

Magnesium hat unter anderem folgende Funktionen: Es

- unterstützt die Zellregeneration, Sauerstoffnutzung und Energiegewinnung,
- stabilisiert die Zellmembranen,

- reguliert den Blutdruck und beugt Herzrhythmusstörungen vor,
- entspannt die Muskeln und verhindert Muskelkrämpfe,
- spielt eine große Rolle im Energiestoffwechsel.

Wie beim Kalzium auch entzieht der Körper bei Magnesiummangel der Vorratskammer, nämlich den Knochen, das Mineral, um im Blut den Magnesiumspiegel konstant zu halten. Außerdem kann das wichtige Vitamin C seine Wirkung ohne Magnesium nicht aktivieren: Erst mit Magnesium wird Vitamin C aktiv.

Kalzium kann nur dann richtig verwertet werden, wenn auch Magnesium vorhanden ist. Ideal ist dabei ein Verhältnis von 2 : 1. Professor Hans Georg Classen, der an der Universität Hohenheim besonders über Mineralstoffe forschte, erläutert: „Kalzium-Mangelsymptome klingen dauerhaft erst ab, wenn zusätzlich oder ausschließlich Magnesium verabreicht wird." So kann es passieren, dass trotz ausreichender Kalziumversorgung ein Kalziummangel vorliegt, weil Magnesium fehlt. Auch die Umwandlung von Vitamin D in das aktive Vitamin D3, das zur Kalzium-Resorption aus dem Darm benötigt wird, ist nur mit Magnesium möglich.

Magnesium findet sich in vielen Lebensmitteln, vor allem Nüssen und Vollkornprodukten. Auch Mineralwässer und sogar Leitungswasser stellen eine gute Magnesiumquelle dar. Informieren Sie sich bei Ihren Stadtwerken, wie hoch der Magnesiumgehalt des Trinkwassers ist!

!

Mineralwässer und sogar Leitungswasser stellen eine gute Magnesiumquelle dar.

Die besten magnesiumhaltigen Lebensmittel

NAHRUNGSMITTEL	MAGNESIUM JE 100 g
Kürbiskerne	530 mg
Sonnenblumenkerne	420 mg
Kakaopulver	420 mg
Leinsamen	350 mg
Cashewnüsse	290 mg
Sojabohnen	280 mg
Mandeln	220 mg
Erdnüsse	180 mg
Hirse	170 mg
Reis	160 mg
Haselnüsse	150 mg
Vollkornbrot	150 mg
Haferflocken	140 mg
Kidneybohnen	140 mg
Walnüsse	130 mg
Linsen	90 mg
Feigen (getrocknet)	70 mg
Aprikosen (getrocknet)	50 mg

Die von der DGE empfohlene Tagesdosis Magnesium liegt für Erwachsene bei 350 mg. Diese Tagesdosis ist z. B. enthalten in folgenden Lebensmitteln (wahlweise):

- 60 g Weizenkleie
- 75 g Sonnenblumenkerne
- 200 g Bohnen
- 200 g Nüsse
- 250 g Haferflocken

Bioverfügbarkeit

Damit Vitamine und Mineralstoffe überhaupt vom Körper aufgenommen werden können, brauchen sie Begleitstoffe. Die Bioverfügbarkeit gibt an, wie schnell und in welchem Umfang ein Stoff im Körper aufgenommen wird und am Wirkort zur Verfügung steht. Erhöhen können Sie die Bioverfügbarkeit, indem Sie darauf achten, die passenden Begleitstoffe, sogenannte Bioenhancer, zu sich zu nehmen.

- Die Bioverfügbarkeit von Kalzium wird durch Vitamin D erhöht,
- die Vitamine A, D, E und K werden besser aufgenommen, wenn sie in Kombination mit etwas Öl oder Fett verzehrt werden (daher auch fettlösliche Vitamine),
- Vitamin C und D können besser gespeichert werden, wenn Magnesium vorhanden ist,
- Magnesium aus Milch ist besser bioverfügbar als das aus Getreideprodukten, Hülsenfrüchten oder Fleisch.

Wenn Sie Kalzium, Magnesium oder Vitamine als Nahrungsergänzungsmittel, also z. B. Brausetabletten, zu sich nehmen, achten Sie darauf, hochwertige Produkte zu verwenden, damit die Stoffe gut verwertet werden können.

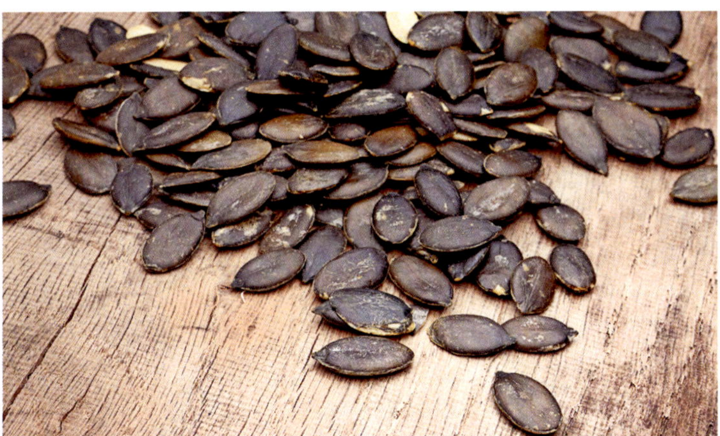

Kürbiskerne enthalten besonders viel Magnesium.

Vitamin D

Studien haben gezeigt, dass 70 bis 90 Prozent aller Menschen in Deutschland, Österreich und der Schweiz einen Vitamin-D-Mangel haben. Für unsere Knochen und Muskeln ist Vitamin D, das sogenannte Sonnenvitamin, jedoch unabdingbar. Vitamin D

- regelt den Kalzium- und Phosphatstoffwechsel und trägt dadurch zur Stabilisierung des Knochens bei,
- unterstützt die Muskelleistung, indem es die Koordinationsfähigkeit und die Schnellkraft verbessert, die für die Reflexe notwendig sind,
- senkt den Bluthochdruck,
- wirkt Müdigkeit, Lustlosigkeit und depressiven Verstimmungen entgegen.

Wenn es darum geht, Stürze zu vermeiden und somit das Risiko von Knochenbrüchen zu senken, sollten Sie diesen Mikronährstoff unbedingt zuführen, unabhängig davon, wie alt Sie sind.

Das Vertrackte an Vitamin D ist, dass Sie es über Lebensmittel schwer zu sich nehmen können. Vitamin D wird nämlich zu rund 90 Prozent in der Haut gebildet, der Körper produziert es also selbst – aber nur, wenn Sie lange und ausreichend in der Sonne sind. Viele Menschen bewegen sich zu wenig im Freien, denn fast 60 Prozent der Deutschen haben einen Wert unterhalb des empfohlenen Bereiches, wie eine Studie des Robert-Koch-Instituts zeigte. Und es sind Menschen aller Altersgruppen betroffen – allerdings gilt hier: je älter, desto häufiger, denn die Haut nimmt im Alter relativ weniger UV-Licht auf. Es wird empfohlen, täglich Gesicht und Unterarme zehn Minuten lang der Sonne auszusetzen, damit das nötige Vitamin D gebildet werden kann und die Speicher für den Winter aufgefüllt sind. Achtung: Glas ist undurchlässig für die UV-Strahlung der Sonne, das heißt, bei geschlossenen Fenstern im Auto oder im Haus kann die Haut kein Vitamin D bilden.

> **!**
> Hinter geschlossenen Fenstern kann die Haut kein Vitamin D bilden.

Auch einige Lebensmittel enthalten von Natur aus Vitamin D. Die darin enthaltene Menge ist aber zu gering, um den gesamten Vitamin-D-Bedarf damit zu decken.

Die besten Vitamin-D-haltigen Lebensmittel

NAHRUNGSMITTEL	VITAMIN D JE 100 g
Lebertran	300 µg
Aal (geräuchert)	90 µg
Bückling	30 µg
Hering (Atlantik)	25 µg
Lachs	16 µg
Sardinen	10 µg
Austern	8 µg
Thunfisch	4,5 µg
Makrele	4 µg
Hühnerei	2,9 µg
Butter	1,2 µg

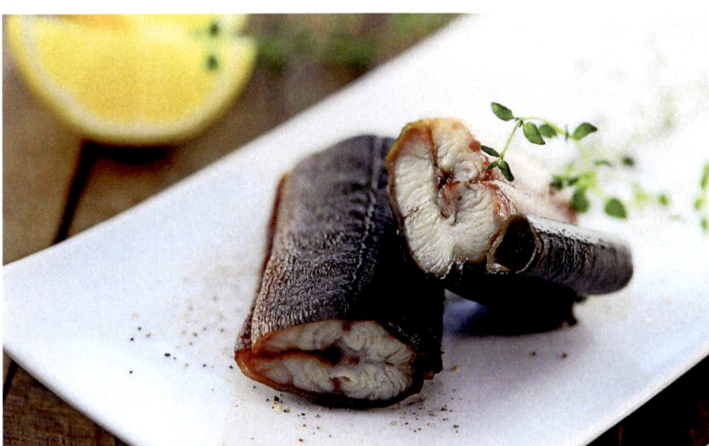

Geräucherter Aal stellt eine gute Vitamin-D-Quelle dar.

!

Studien ergaben, dass Vitamin K sich positiv auf Knochendichte und Knochenstärke auswirkt.

Vitamin K

Vitamin K ist ein fettlösliches Vitamin, das zur Bildung zahlreicher Substanzen im Körper benötigt wird. Es hat unter anderem wichtige Funktionen im

- Blutgerinnungssystem,
- Knochenstoffwechsel: es erhöht die Knochenfestigkeit und vermindert somit das Risiko für Knochenfrakturen,
- Stoffwechsel des Bindegewebes,
- Herz-Kreislauf-System.

Kräuter und grünes Gemüse, vor allem auch Kohlgemüse, sind gute Lieferanten für Vitamin K. Der Tagesbedarf an Vitamin K liegt bei etwa 65 bis 80 Mikrogramm (1000 Mikrogramm = 1 Milligramm). Die Tagesdosis an Vitamin K ist beispielsweise in den folgenden Lebensmitteln enthalten (wahlweise):

- 10 g Petersilie
- 15 g Schnittlauch
- 20 g Spinat
- 25 g Rosenkohl
- 90 g Kalbsleber
- 220 g Speisequark
- 400 g Champignons

Das unschlagbare Quartett für die Knochen: Vitamin K, Kalzium, Vitamin D und Magnesium

Bei Osteoporose ist Kalzium der wichtigste Knochenbaustein. Es ist aber nicht nur wichtig, dass unseren Knochen genügend Kalzium mit der Nahrung zur Verfügung steht, sondern auch, dass es in den Knochen eingelagert werden kann. Und dafür benötigt Kalzium drei Verbündete: Vitamin D, Vitamin K und Magnesium.

Die besten Vitamin-K-haltigen Lebensmittel

LEBENSMITTEL	VITAMIN K JE 100 g
Sauerkraut	1540 µg
Grünkohl	820 µg
Petersilie	500 µg
Rosenkohl	440 µg
Spinat	400 µg
Schnittlauch	380 µg
Traubenkernöl	280 µg
Kopfsalat	200 µg
Chicorée	200 µg
Blumenkohl	185 µg
Rapsöl	150 µg
Erbsen	135 µg
Kopfsalat	109 µg
Kürbiskernöl	110 µg
Hühnerleber	80 µg
Chinakohl	80 µg
Kalbsleber	90 µg
Brokkoli	85 µg
Knollensellerie	40 µg
Kräuterfrischkäse	40 µg

Achtung: Wenn Sie Gerinnungshemmer nehmen, sollten Sie die Einnahme von Vitamin-K-haltigen Nahrungsergänzungsmitteln unbedingt mit Ihrem Arzt besprechen.

Bewegung für starke Knochen

Der beste Schutz für Knochen sind Muskeln. Sie sorgen für Stabilität und dafür, dass der Knochen gegen einwirkende Kräfte gewappnet ist und fest bleibt. Das An- und Entspannen der Muskeln durch Bewegung regt dazu die Durchblutung und Ernährung des Knochens an.

Ab dem Alter von etwa 35 Jahren verliert der Knochen im Schnitt 0,5 bis 1 Prozent Knochenmasse. Spätestens ab 50 Jahren ist es also sinnvoll, mit dem Training zu beginnen – noch besser vorbeugend schon in frühen Jahren. In jedem Alter passen sich Knochen den Muskeln an: Stärkere Knochen entstehen also auch durch stärkere Muskeln! Und umgekehrt geht eine Schwächung der Muskeln mit einer Schwächung der Knochen einher. Sie können in jedem Alter mit dem Training beginnen und profitieren immer davon.

Der Muskel kann mit einem Autofahrer verglichen werden, der den Wagen (das Knochensystem) startet. Hormone, Ernährung und Medikamente wirken im Sinne von Gaspedal oder Bremse. Ohne Bewegung der Muskeln sind sie nur zweitrangig. Das Gleiche gilt für den Knochenbaustein Kalzium: Bewegung ist das Allerwichtigste, da sie einen Reiz auf das Knochensystem ausübt, Muskeln aufbaut und den Knochenaufbau fördert. Daher gilt: Bewegen Sie sich viel, lassen Sie muskelkräftigende Übungen in den Alltag einfließen und animieren Sie die Knochen, Knochenmasse zu bilden.

> **!**
> Bewegen Sie sich viel und animieren Sie die Knochen, Knochenmasse zu bilden.

Knochenmasse, Knochenfestigkeit und Muskelmasse hängen aufs Engste miteinander zusammen. Nur durch muskuläre Druck- und Zugbelastung und aufgebaute Muskeln werden die Knochen stimuliert, Knochenmasse aufzubauen. Wenig Bewegung dagegen reduziert den Knochenmineralgehalt. Selbst vorübergehende Bewegungsunfähigkeit, wie bei einem Gipsbein oder Bettlägerigkeit, führt zu raschem Substanzabbau. Ein anderes Beispiel ist die

Schwerelosigkeit: Knochen und Muskeln bilden sich bei Astronauten im All deutlich zurück. Der Fachausdruck dafür lautet „Inaktivitätsosteoporose".

Professor Thomas Angeli, Sportmedizin-Experte vom Institut für Maschinenelemente der TU Wien, stellt fest: „Muskelabbau beginnt bereits nach vier Stunden. Wird nicht belastet, verringert sich die Knochenbildung. Gleichzeitig wird die Knochenresorption in die Höhe geschraubt." Mit Resorption ist der Abbau des Knochens durch die Osteoklasten gemeint.

Ganz wichtig ist es, dass Sie Ihre Bauch-, Rücken- und Gesäßmuskeln trainieren, denn die Kraft dieser Muskeln wirkt sich auch auf die Wirbelsäule mit ihren einzelnen Wirbelkörpern sowie auf Ihre Haltung aus. Führen Sie sich noch einmal vor Augen:

- Muskeln müssen regelmäßig trainiert werden, damit sie in Form bleiben.
- Knochen brauchen Training, damit sie keine Substanz abbauen.
- Muskeln und Knochen lassen sich bis ins hohe Alter effektiv trainieren.
- Über Bewegung können Sie Muskulatur aufbauen, über Belastung den Knochen stärken.

Wenn Sie Osteoporose haben, ist regelmäßiges Training ein absolutes Muss! Und: Sport und Bewegung bekämpfen den Schmerz und bringen neue Vitalität. Bewegungsarmut hingegen unterfordert Muskeln und Knochen.

Ausdauer, Beweglichkeit und Kraft

Sie müssen nicht in einen Sportverein eintreten, es reicht, wenn Sie dreimal pro Woche jeweils ca. 30 Minuten zügig gehen, am besten auf einem weicheren Untergrund als Asphalt. Bereits so üben Sie einen günstigen Einfluss auf Ihre Muskulatur aus. Ausdauerbewegungsarten wie Gehen, Laufen, Wandern oder Treppensteigen sind

!

Regelmäßige Bewegung im Freien regt die körpereigene Produktion von Vitamin D an.

für die Osteoporose-Prophylaxe besser geeignet als Schwimmen oder Radfahren, weil Sie dabei das Skelett mit dem ganzen Gewicht des Körpers belasten und die Muskulatur trainieren. Und: Die regelmäßige Bewegung im Freien bringt dazu den Vorteil, dass Sie durch das Tageslicht bzw. die Sonneneinstrahlung die körpereigene Produktion von Vitamin D anregen, das die Aufnahme von Kalzium in den Knochen fördert.

Ein Training, das für die Knochen wirksam ist, erzielen Sie auch durch gerätegestütztes Krafttraining, gezielte Gymnastikübungen und Aktivitäten, die mit großen, sogenannten High-Impact-Belastungen der Teile des Skeletts verbunden sind, die das Körpergewicht tragen. Es eignen sich z. B. Aerobic, Sprungsequenzen oder kleine Sportspiele, also ein intensitätsbetontes Kraft- und Schnellkrafttraining. Entscheidend dabei sind wiederholte, also dynamische Kraftimpulse auf den Knochen.

Es ist nie zu spät!

Vertrauen Sie darauf, dass Sie auch dann, wenn Sie körperliche Einschränkungen haben oder sich nicht fit fühlen, von vielen Arten der Bewegung und von Kraftaufbau profitieren werden. Viele Menschen glauben, dass Sport für ältere Menschen ein erhöhtes Verletzungsrisiko darstellt. Aber genau das Gegenteil ist der Fall: Auch bei eingeschränkter Vitalität oder Erkrankungen ist ein entsprechendes knochen- und muskelaufbauendes Training durchaus realisierbar. Damit Sie Überlastungen und Verletzungen vermeiden, sollten Sie sich langsam an die gewählte Sportart gewöhnen und sich Zeit nehmen, Ausdauer, Beweglichkeit und Kraft langsam aufzubauen. Lassen Sie sich nicht entmutigen!

Balance

Ausdauer, Beweglichkeit und Kraft stellen die „äußeren" Aspekte des Trainings dar, wichtig ist es aber auch, die Balance, den Gleichgewichtssinn, zu trainieren. Durch einfache Koordinationsübungen schulen Sie die Körperwahrnehmung und finden so nicht nur zu einer Stabilität im Äußeren, sondern auch innerlich. Das wiederum stärkt das Selbstvertrauen und vermindert die Gefahr von Stürzen.

Funktionsgymnastik

Die beste Übungsform, mit der Sie Ihre Muskeln und Knochen bei Osteoporose ansprechen können, ist die Funktionsgymnastik oder funktionelle Gymnastik. Hier werden Gelenke, Sehnen und Bänder nicht übermäßig belastet oder gedehnt, sondern nach einem speziellen Programm gezielt einzelne Muskelgruppen angesprochen. Sie lernen, Ihr Körpergefühl zu verbessern, und können sich mit der Zeit die Übungen zusammenstellen, die sich für Sie am besten anfühlen.

Funktionsgymnastik wird übrigens auch in speziellen Kursen angeboten, die von den Krankenkassen gefördert werden. Erkundigen Sie sich bei Ihrer Krankenkasse, ob es in Ihrer Nähe Kurse gibt, die für Sie in Frage kommen.

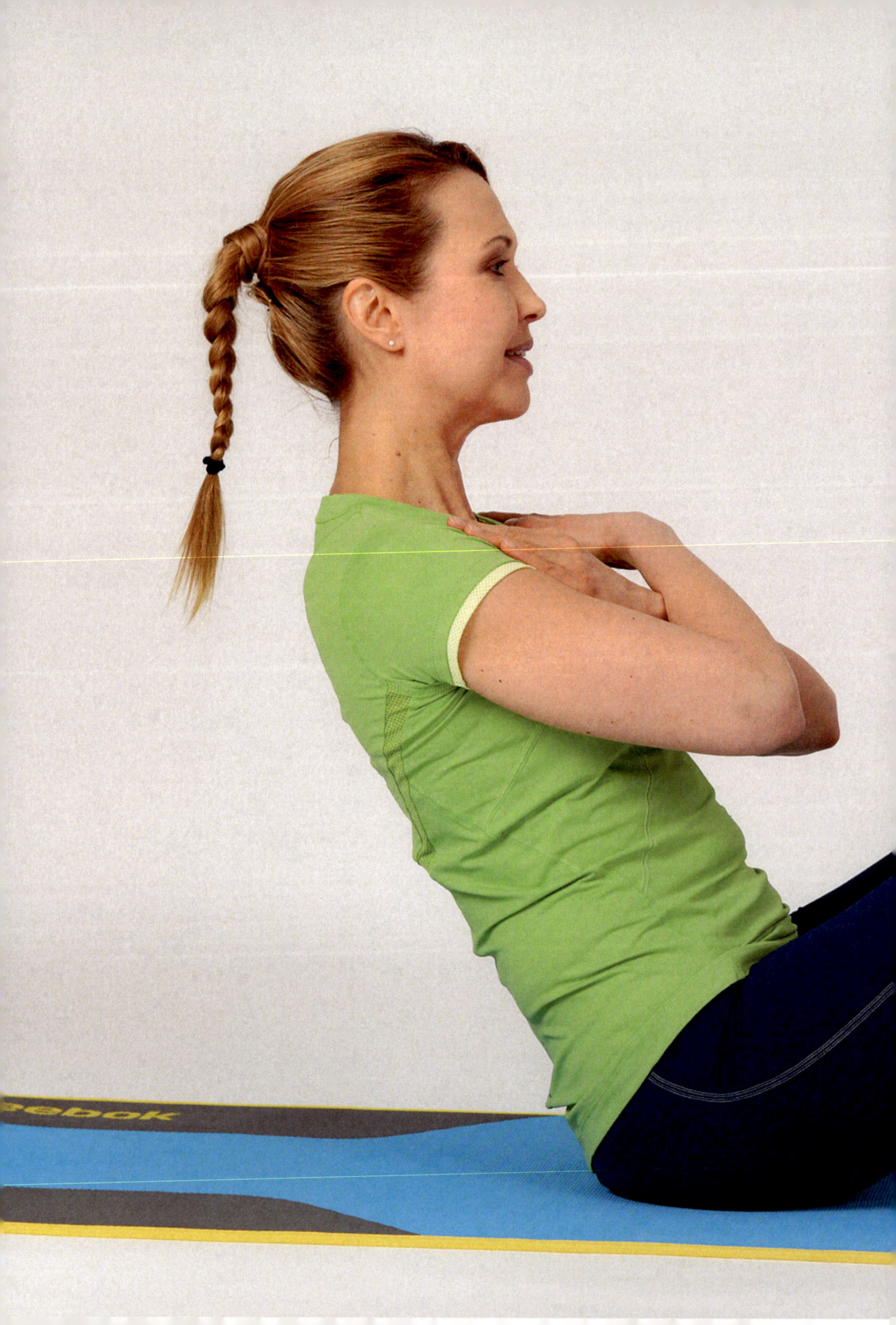

ÜBUNGSPROGRAMM FÜR STARKE KNOCHEN

Sie wissen inzwischen, dass Sie über Bewegung Muskeln aufbauen, Knochen stärken, Gelenke entlasten und die Beweglichkeit fördern können. Bewegung und Belastung der Knochen durch Übungen und Muskelkräftigung sind ein wesentlicher Teil in der Osteoporosegymnastik bzw. -vorsorge. Mit dem folgenden Übungsprogramm können Sie in jedem Alter die Knochendichte durch regelmäßige Übungen anregen und steigern.

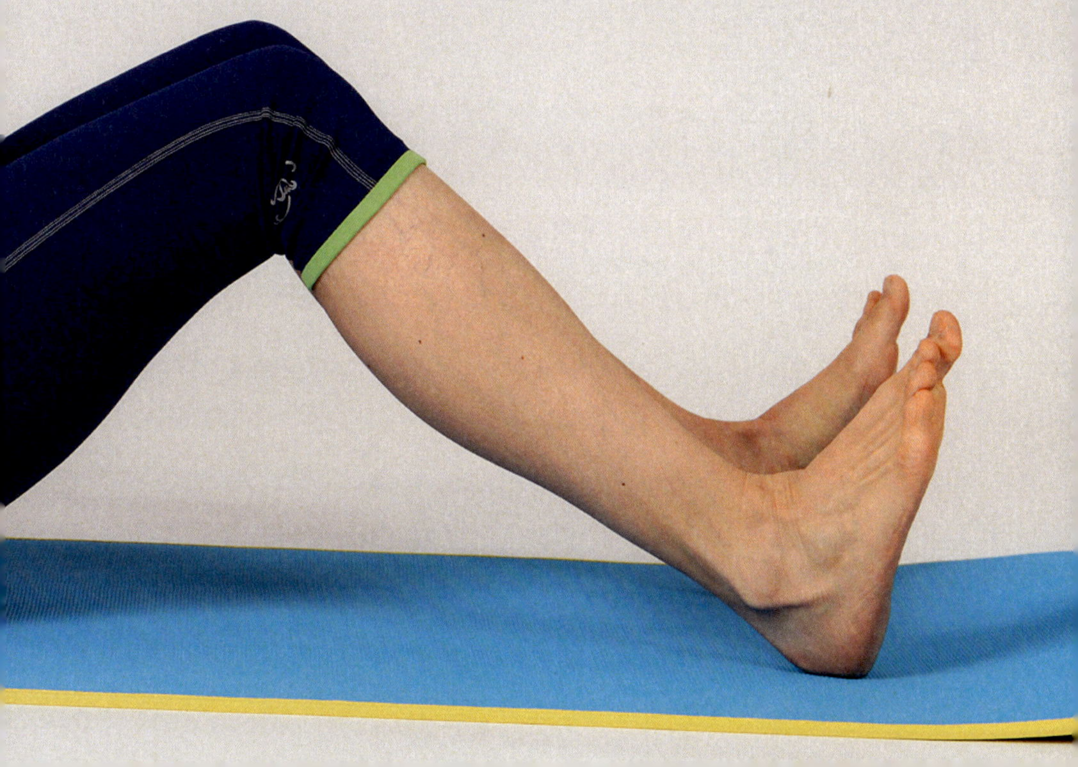

Bevor Sie beginnen

Koordinations- und Gleichgewichtsübungen helfen, das Gleichgewicht besser zu halten, und beugen Stolpern und Fallen vor. Dazu schulen sie durch die Anregung des Nervensystems auch die tiefe Muskulatur.

Dehnungsübungen unterstützen das Lösen von Muskelverspannungen und halten Sehnen und Bänder flexibel. Dadurch sind sie auch weniger verletzungsanfällig.

Weiter oben haben Sie das Wort „Funktionstraining" gehört. Darunter versteht man Übungen, die besonders bei Einschränkungen des Bewegungs- und Stützapparates, also des Rückens, der Gliedmaßen und Gelenke, zum Einsatz kommen. Auch solche Übungen finden Sie in diesem Buch.

> !
>
> Die Knochen können mit unterschiedlichen Übungen gestärkt werden.

Äußerst wichtig sind dabei die Haltemuskeln um die Wirbelsäule herum. Diese fördern eine natürliche, günstige Haltung, stützen das Skelett und wirken auf die Wirbelkörper besonders ein: Bauch-, Rücken-, Gesäßmuskeln.

Dazu sollten Sie lernen, auf eine wirbelsäulengünstige Haltung bei den Übungen und im Alltag zu achten. Das Ziel ist, auch im Alltag eine aufrechte Haltung und einen aufrechten Gang bewahren zu können. Unsere tägliche Gewohnheitshaltung trägt leider viel dazu bei, dass die Wirbelsäule im Laufe der Jahre immer mehr unter dem schlechten Gebrauch unseres Körpers leidet – das lernen Sie hier zu vermeiden.

Bewegung, Gymnastik und Alltagskörperwahrnehmung gehören zusammen und beeinflussen sich gegenseitig:

- Muskelaufbau und zielgerichtete Belastung der Knochen
- Erhaltung der Beweglichkeit: geschmeidige Gelenke, Sehnen, Bänder
- aufrechte Haltung und mehr Selbstvertrauen

Diese Hilfsmittel benötigen Sie

Nicht für alle Übungen brauchen Sie Hilfsmittel, es erleichtert den Fluss der Übungen jedoch, wenn Sie einige Utensilien parat haben, um sie einzusetzen, wenn es nötig ist.

- Eine **weiche Matte oder ein flauschiger Teppich** erleichtern Ihren Knien das Leben, wenn Sie in Rückenlage üben oder den Vierfüßlerstand einnehmen. Matten gibt es in allen Größen, Stärken und Farben im Fachhandel.
- Ein **Hocker oder Stuhl** sollte bereitstehen, da nicht alle Übungen auf dem Boden ausgeführt werden. Wenn Sie einen **Gymnastikball** besitzen, freut sich Ihre Wirbelsäule.
- Für einige Gleichgewichtsübungen können Sie ein **Balance Pad** verwenden, es genügen aber auch **zwei Handtücher,** die Sie auch bei anderen Übungen zum Einsatz bringen können.
- Elastische **Thera-Bänder** gibt es ebenfalls in verschiedenen Stärken und Widerstandsklassen. Sie helfen Ihnen bei der Steigerung von Kraft, Mobilität und Beweglichkeit. Das Thera-Band wird auch als das kleinste Fitness-Studio der Welt oder das preiswerteste Fitnessgerät bezeichnet. Das Thera-Band lässt sich auch problemlos im Büro für die Übung zwischendurch verwenden.
- Desweiteren können Sie einen **Schal,** einen **Besenstiel** und eine **Halbliter-Wasserflasche** bereithalten – lassen Sie sich überraschen!

Ziehen Sie sich bequeme Kleidung an und machen Sie die Übungen am besten barfuß! Sie entwickeln ein besseres Gefühl für das Gleichgewicht, wenn die Füße direkt mit dem Boden in Kontakt kommen, denn so bekommt das Gehirn eine bessere Rückmeldung über Ihre Lage, als wenn Sie Schuhe tragen. Falls Ihnen zu kalt ist: Auch Stopp-Socken sind eine Alternative zu Schuhen.

Vor den Übungen

Langsam beginnen: Fangen Sie langsam und mit ganz einfachen Übungen an. Forcieren Sie nichts. Gehen Sie nur bis zu Ihrer Bewegungs- oder Kraftgrenze. Sie sollten keine Schmerzen haben und das Gefühl haben, dass Ihnen die Übungen guttun. Falls Sie bei einer Übung das Gefühl haben, sie tut Ihnen nicht gut, lassen Sie sie aus!

Gut aufwärmen: Beginnen Sie immer mit einer leichten Aufwärmübung wie z. B. auf der Stelle gehen oder Arme schwingen und dabei locker in den Knien mitwippen. Anregungen dazu finden Sie weiter unten. Dadurch werden nicht nur die zu aktivierenden Muskeln besser mit Sauerstoff und Nährstoffen versorgt, sondern auch Stoffwechsel und Kreislauf werden angeregt.

Langsam steigern: Wenn Sie bisher wenig Ausdauersport betrieben haben, beginnen Sie mit kurzen Übungszeiten, die Sie von Mal zu Mal steigern können. Sie können z. B. 30 Sekunden auf der Stelle gehen und von Woche zu Woche die Zeit ein bisschen erhöhen. Sie sollten sich aber immer noch dabei wohlfühlen und sich unterhalten können. Auch hilft es, beim Üben zu einer Musik Ihrer Wahl mitzuträllern, wenn der Atem reicht.

Regelmäßig üben: Üben Sie z. B. jeden Tag eine Viertelstunde (gerne auch mehr) oder dreimal in der Woche 30 Minuten oder mehr. Nehmen Sie sich einen festen Termin vor, beispielsweise gleich nach dem Aufstehen oder abends vor dem Zähneputzen.

Den Rücken stabil halten: Auch Bauchmuskelübungen gehören zu einem stabilen Rumpf. Gehen Sie so vor: Stabilisieren Sie, bevor Sie mit der Übung beginnen, Ihren unteren Rücken, indem Sie den unteren Bauch leicht nach innen ziehen (Achtung, nicht die Luft anhalten!) bzw. das Becken leicht nach vorn schieben. So beziehen Sie auch die Beckenbodenmuskulatur mit ein und vermeiden ein Hohlkreuz. Wenn Sie schon einmal Pilates gemacht haben, kennen Sie die Aktivierung dieser Stelle vielleicht unter dem Namen „Powerhouse“.

Ruhig atmen: Der Atem ist das Wichtigste: Lassen Sie bei allen Übungen den Atem ruhig, gleichmäßig und gelöst fließen. Halten Sie ihn nicht an. Wenn Sie merken, dass Ihr Atem ins Stocken gerät, machen Sie weniger oder eine Pause. Atem und Bewegung gehören zusammen. Es wird eine Weile dauern, bis Sie beides gut koordiniert haben. Seien Sie geduldig, denn Sie schaden sich eher, wenn Sie etwas erzwingen, als dass Sie sich Gutes tun! Am besten atmen Sie bei der Anspannung bzw. in der Bewegung aus und nach der Anspannung oder Bewegung ruhig ein. Sie können es aber auch gern umgekehrt machen. Die Atmung kann auch von Übung zu Übung variieren – am besten probieren Sie jeweils in Ruhe aus, welche Atemweise Ihnen mehr liegt.

Entspannt üben: Versuchen Sie immer, Ihre Schultern im Blick zu behalten. Meist ziehen wir sie hoch, wenn wir etwas Bestimmtes tun wollen. Das ist aber meist gar nicht nötig bzw. oft sogar kontraproduktiv. Achten Sie darauf, was Ihre Schultern tun, und nehmen Sie sie gegebenenfalls einfach wieder nach unten, atmen Sie einmal kurz durch und beginnen Sie die Übung von Neuem. Nicht nur Übung macht den Meister, auch Geduld!

Sich regenerieren: Am Ende eines jeden Übungsprogramms sollten Sie mit einer wohltuenden Entspannung das Training beenden (siehe S. 120). Zum einen reduziert Entspannung Stress und wirkt gegen Stresshormone, zum anderen gönnen Sie nach den Übungen damit Ihrem Körper und Ihren Muskeln in einer Entspannungs- oder Dehnlage noch einmal Ruhe. In dieser Zeit können Bandscheiben ihre Entlastung genießen und Muskeln sich aufbauen. Der größte Fehler, den Anfänger oft begehen, wenn sie sich voller Elan in das Training stürzen, ist, dass sie sich keine Ruhephasen gönnen. Training und Regeneration gehören aber zusammen. Man kann es auch so formulieren: Trainieren ist für den Körper wie das Zusammendrücken für einen Schwamm: So kann er sich mit Wasser füllen, und der Körper füllt sich mit Energie.

Wenn eine Übung mal nicht gelingt
Verzweifeln Sie nicht, wenn Ihnen die Übungen am Anfang schwerfallen. Es ist noch kein Meister vom Himmel gefallen, alles braucht seine Zeit. Suchen Sie sich nicht zu viel auf einmal aus, sondern gehen Sie Schritt für Schritt vor und machen Sie erst die Übungen, die Ihnen liegen. Dann wagen Sie sich nach und nach auch an die eine oder andere, die Ihnen gar nicht gefällt.

Es kann durchaus passieren, dass eine Übung, die Ihnen am Anfang überhaupt nicht behagt, am Schluss doch noch zu einer Lieblingsübung wird. Viele Übungen eignen sich auch dazu, das Gefühl für den eigenen Körper sensibler wahrzunehmen und ein Gespür dafür zu entwickeln, wie stark Sie Ihren Körper belasten können.

Lassen Sie sich und Ihrem Körper Zeit, sich an neue Bewegungen zu gewöhnen, üben Sie nur so viel, wie Ihnen guttut, und vor allem: Lassen Sie sich nicht entmutigen!

Aufwärmen

1. Auf der Stelle gehen

- Stellen Sie sich aufrecht hin und beginnen Sie, langsam auf der Stelle zu gehen. Wenn Sie einen guten Rhythmus entwickelt haben, dann nehmen Sie die Arme mit dazu. Achten Sie darauf, im „Kreuzgang" zu gehen, also linker Arm vorn, wenn das rechte Bein oben ist, und umgekehrt.
- Die Arme schwingen locker, die Fußsohlen berühren den Boden von den Fußballen bis zur Ferse.
- Gehen Sie 30 bis 60 Sekunden, dann machen Sie eine kurze Pause. Machen Sie mehrere Runden, wenn Sie möchten, und steigern Sie das Tempo.
- Achtung: Schultern unten lassen!

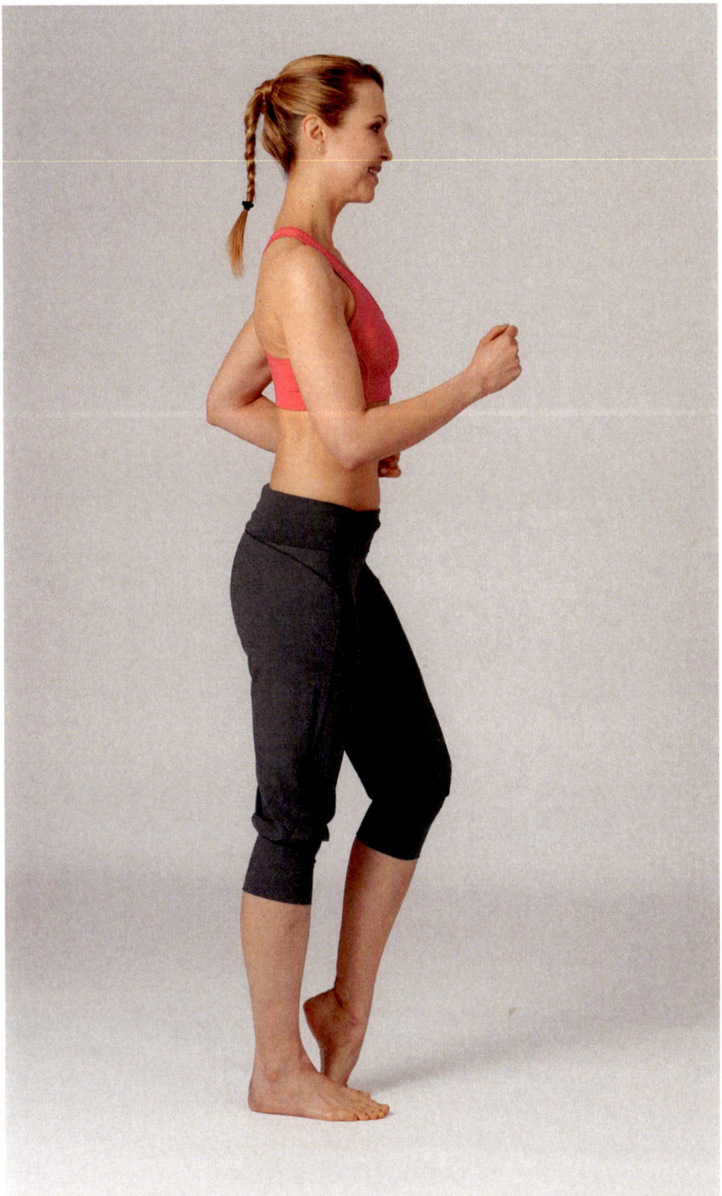

DARAUF ACHTE ICH

- Aufrechter Oberkörper
- Der Blick ist nach vorn gerichtet, der Nacken lang
- Die Schultern bleiben unten
- Nicht ins Hohlkreuz fallen
- Bauchmuskeln leicht anspannen
- Den Atem in die Tiefe fließen lassen, nicht anhalten oder pressen
- Knie und Fußspitzen zeigen nach vorn.

2. Treppen gehen

- Wenn Sie es etwas anstrengender möchten, gehen Sie einige Male Treppen hoch und runter.
- Achten Sie beim Gehen darauf, Arme und Beine gleichmäßig zu bewegen wie in Übung 1 beschrieben und üben Sie ein „bewusstes“ Gehen.

DARAUF ACHTE ICH

- Steigern Sie sich langsam und „reißen“ Sie nicht an den Armen: Die Schulter ist ein sensibles Gelenk!
- Atmen Sie nach Möglichkeit immer gleichmäßig und halten Sie nicht die Luft an. Durch Pressatmung wird die Blutzirkulation beeinträchtigt.

3. Schwungübung

- Stellen Sie sich aufrecht hin und beginnen Sie, die Arme leicht in alle möglichen Richtungen zu schwingen. Sie können z. B. mit beiden Armen vor dem Körper Achten in die Luft malen oder die Arme seitlich kreisen lassen. Wenn das gut klappt, versuchen Sie, einen Arm nach hinten und einen nach vorn kreisen zu lassen.
- Das bringt nicht nur den Körper in Schwung und regt die Durchblutung an, sondern lockert auch verspannte Muskeln.

4. Auf dem Gymnastikball hüpfen

- Falls Sie einen Gymnastikball besitzen: Setzen Sie sich darauf und beginnen Sie langsam darauf zu hüpfen.
- Die Übung bringt Kreislauf und Stoffwechsel in Schwung und ist gut für die Bandscheiben, weil deren Durchblutung und damit Nährstoffversorgung angeregt wird.

5. Tanzen

Wenn Sie sich nicht mit einer vorgeschriebenen Übung aufwärmen wollen, dann tanzen Sie oder bewegen Sie sich frei im Raum. Tanzen tut nicht nur dem Körper gut, es ist auch Balsam für die Seele.

Atem und Balance

1. Den Atem spüren

- Stellen Sie sich aufrecht hin, die Füße etwa hüftbreit auseinander. Stellen Sie sich vor, an Ihrem Scheitel ist eine Schnur befestigt, die Sie aufrichtet.
- Spüren Sie, wie der Atem in Ihre Lungen strömt, und atmen Sie einfach etwa eine Minute lang langsam ein und aus, ohne an der Atmung etwas zu verändern.
- Achten Sie darauf, wohin der Atem strömt. Versuchen Sie, ihn nicht nur in ihre Lungen zu lenken, sondern auch in Ihre Flanken und den Rücken. Nehmen Sie sich Zeit!
- Diese Übung können Sie auch im Liegen in Rückenlage mit aufgestellten Beinen machen.

2. Atem und Arme koordinieren I

- Stellen Sie sich aufrecht hin, die Füße etwa hüftbreit auseinander, und lauschen noch einmal Ihrer Atmung.
- Dann heben Sie mit der Einatmung beide Arme kreisförmig vor sich an. Beim Ende der Einatmung stoppen Sie die Bewegung und führen die Arme mit der Ausatmung wieder jeweils im Halbkreis nach unten vor sich zusammen.
- Machen Sie das einige Male, bis Atem und Bewegung gut koordiniert sind.

DARAUF ACHTE ICH

- Machen Sie die Bewegung langsam. Oft werden die Bewegungen automatisch schneller – versuchen Sie im Gegenteil, langsamer zu werden.
- Achten Sie darauf, die Schultern unten zu lassen.

DARAUF ACHTE ICH

- Schwanken Sie nicht zu stark vor und zurück! Es soll nur eine minimale Vor-und-Zurück-Bewegung stattfinden, die Sie mit dem Atem und der Armbewegung koor-
dinieren.
- Bleiben Sie in der Wirbelsäule aufrecht.

3. Atem und Arme koordinieren II

- Setzen Sie die Übung 1 fort und beginnen Sie, dabei ganz leicht und langsam vor und zurück zu schwanken: Wenn Sie einatmen und die Arme vor sich nach oben führen, schwanken Sie leicht nach vorn, wenn Sie sie zurückführen und einatmen, schwanken Sie nach hinten.
- Wenn Sie die Übung steigern möchten, schließen Sie die Augen.

4. „Ägyptisches Stehen"

- Stellen Sie sich aufrecht hin. Stellen Sie einen Fuß direkt vor den anderen, also beide in eine Linie.
- Die Arme können Sie zum Gleichgewichthalten seitlich ausbreiten. Arbeiten Sie auch mit Gewichtsverlagerungen: Wie können Sie leichter stehen: Wenn Sie das Gewicht mehr auf den Vorderfuß bringen oder wenn Sie es mehr auf die Ferse verlagern? Wenn der linke Fuß oder der rechte vorn ist?
- Schwieriger wird die Übung, wenn Sie die Arme hinter dem Rücken verschränken und/oder die Augen schließen.

DARAUF ACHTE ICH

Heben Sie das Bein langsam und lassen Sie alles Gewicht ins Standbein sacken, bleiben Sie dabei aber aufgerichtet (denken Sie an den Faden, der Sie vom Scheitel aus nach oben zieht).

5. Auf einem Bein stehen

- Stellen Sie sich aufrecht hin, die Füße aneinander. Dann lösen Sie langsam ein Bein vom Boden und halten es ein paar Sekunden lang einige Zentimeter über dem Boden. Finden Sie in den stabilen Stand zurück, dann wechseln Sie die Seite.
- Benutzen Sie die Arme zum Gleichgewichthalten, indem Sie sie seitlich ausstrecken.
- Wenn Sie die Übung erschweren wollen, heben Sie das Bein jeweils höher oder schließen Sie die Augen.

6. Stehen und gehen auf einer weichen Unterlage

- Falten Sie zwei Handtücher in kleine Vierecke zusammen und legen Sie sie aufeinander oder legen Sie ein Balance Pad vor sich auf den Boden.
- Stellen Sie sich darauf und versuchen Sie das Gleichgewicht zu halten. Dann gehen Sie wie in Übung 1 aus „Aufwärmen“ auf der Stelle. Die Instabilität der Unterlage schult Ihren Gleichgewichtssinn und eignet sich gut für die Sturzprophylaxe.
- Wenn Sie die Übung verstärken wollen, heben Sie die Knie weiter nach oben und bewegen dabei die Arme vor dem Körper nach oben. Achten Sie auf Ihre Atmung: Machen Sie die Übung langsam.

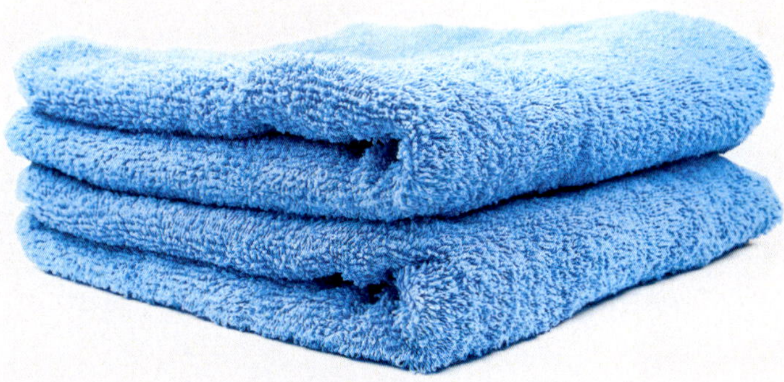

Statt mit einem Balance Pad können Sie auch mit zwei Handtüchern arbeiten.

Übungen für eine gute Körperhaltung und einen stabilen Rumpf

Eine gute Haltung ist für Sie als Mensch mit Osteoporose besonders wichtig. Um die Wirbelsäule nicht zu sehr zu belasten, ist es von Vorteil, wenn Sie beim Sitzen und Stehen keine gebückte Haltung einnehmen. Und beim Hochheben schwerer Gegenstände ist es wichtig, den Rücken gerade zu halten und das Gewicht durch das Strecken und Beugen der Knie zu heben.

Die Übungen in diesem ersten Übungsprogramm sind Basisübungen. Um die Bauch- und Rückenmuskeln gezielt trainieren zu können, müssen sie zuerst gefühlt und gespürt werden. Um eine stabile, ausgewogene Haltung einnehmen zu können, müssen wir eine gute Körperhaltung erst wieder lernen. Denn fast jeder hat sich im Laufe seines Lebens ungünstige Haltungsgewohnheiten angeeignet und das Gespür für die optimale Haltung und kräftige Haltemuskeln verloren.

In der Traditionellen Chinesischen Medizin heißt es, nur in einer aufrechten, gelösten Haltung kann die Lebensenergie ungestört fließen. Psychologen haben auch in den westlichen Ländern schon lange erkannt, dass ein Mensch, der aufrecht durchs Leben geht, attraktiver, kompetenter und selbstbewusster wirkt. Seine Ausstrahlung gewinnt enorm dazu, und die eigene Einstellung verändert sich ebenfalls positiv. Nehmen wir willentlich eine selbstbewusste Körperhaltung ein, verändert sich automatisch auch unser psychisches Empfinden.

1. Aufrechte Haltung an der Wand I

- Stellen Sie sich etwa 30 cm vor eine Wand und lehnen Sie sich mit dem Rücken an. Unterer Rücken und Schultern berühren die Wand. Die Arme neben dem Körper tief halten und mit der Rückseite die Wand berühren, die Handflächen zeigen nach vorn.
- Dann ausatmen, die Bauchmuskeln dabei anspannen und die Lendenwirbelkörper gegen die Wand drücken. Gleichzeitig Fingerspitzen und Schultern nach unten schieben und die Schulterblätter zueinanderziehen. Den Hinterkopf in Richtung Decke nach oben schieben.
- Diese Position 6 bis 10 Sekunden halten, dann die Spannung lösen, aber dennoch aufrecht bleiben. 4- bis 8-mal wiederholen und sich dabei in die aufrechte Haltung und die aktiven Muskeln hineinfühlen. Den Atem nicht anhalten und immer gelöst weiteratmen.

DARAUF ACHTE ICH

Falls Sie Schwierigkeiten haben, den Rücken komplett an die Wand zu drücken, stellen Sie die Füße noch ein klein wenig weiter nach vorn und beugen Sie die Knie etwas. Konzentrieren Sie sich ganz auf die Bauchmuskeln, indem Sie sie zum Rücken hin einziehen und den Hohlraum am unteren Rücken verschwinden lassen.

1

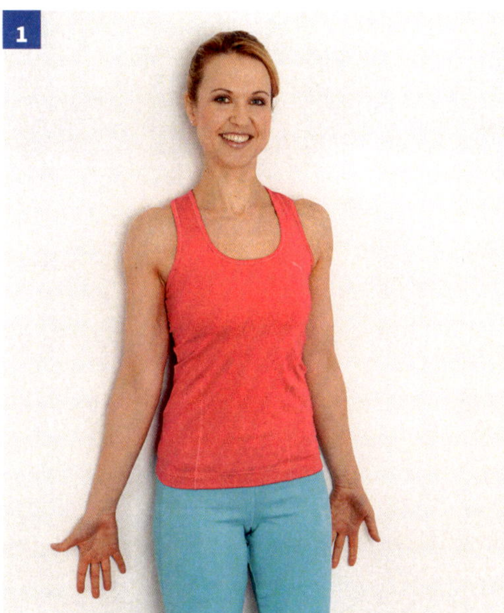

2. Aufrechte Haltung an der Wand II

- Übungseinstieg wie auf S. 57, jedoch heben Sie nun die Arme an und winkeln Sie so ab, dass sie ein U bilden. Die Oberarme befinden sich parallel zum Boden, und die Unterarme zeigen senkrecht nach oben. Kreuz, Schultern, Ellbogen und Handrücken berühren die Wand. Diese Übung ist eine kleine Herausforderung.
- Halten Sie die Körperspannung 6 bis 10 Sekunden, ohne den Atem anzuhalten. Dann die Arme senken und kurz entspannen. Die Übung 4- bis 8-mal wiederholen.
- Nun wird es noch ein wenig schwieriger: Senken Sie aus der oben angegebenen Position heraus die Ellbogen langsam im Zeitlupentempo, soweit es Ihre Flexibilität zulässt, nach unten und nach oben. Achten Sie dabei auf die Muskelspannung zwischen den Schulterblättern.
- Vor allem beim Nach-unten-Ziehen der Ellbogen wird der obere Rückenmuskel aktiviert und gekräftigt.

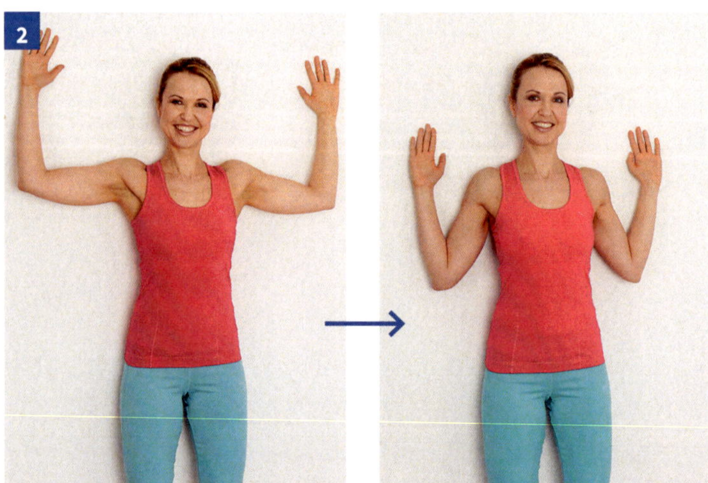

3. Schulterdrücken an der Wand

- Nehmen Sie die gleiche Ausgangsstellung wie bei Übung 1 ein. Sie stehen etwa eine Fußlänge mit dem Rücken vor einer Wand. Der Rücken berührt die Wand.
- Heben Sie nun die Ellbogen bis auf Schulterhöhe an, dann spannen Sie die Bauchmuskeln an und drücken die Ellbogen während Sie ausatmen nach hinten gegen die Wand.
- Die Anspannung im Rückenmuskel zwischen den Schulterblättern spüren, 4 bis 8 Sekunden halten und dabei weiteratmen. Dann die Spannung kurz loslassen und einatmen. 4- bis 6-mal wiederholen.
- Danach die Arme senken und lockern.

DARAUF ACHTE ICH

Versuchen Sie ein Gefühl für die Zeit zu bekommen, wie lange Sie die Anspannung aushalten. Zählen Sie langsam bis zehn und entspannen Sie sich dann wieder.

Varianten

a) Die Ellbogen etwas tiefer an die Wand legen und dagegen drücken. In verschiedenen Höhen üben.

b) Wie Übung 1. Diesmal beim Nach-hinten-Drücken der Ellbogen Rücken und Schultern von der Wand wegdrücken.

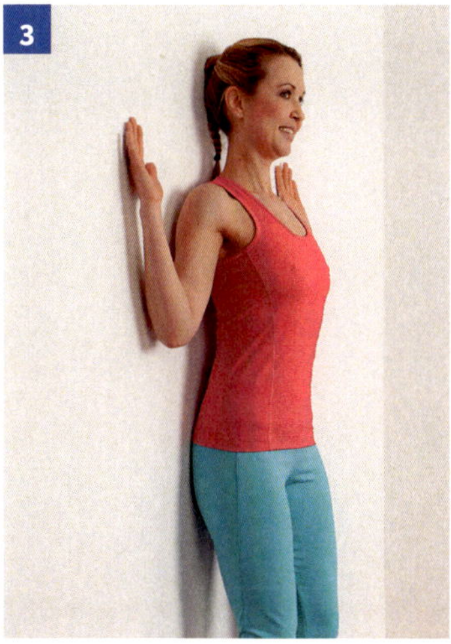

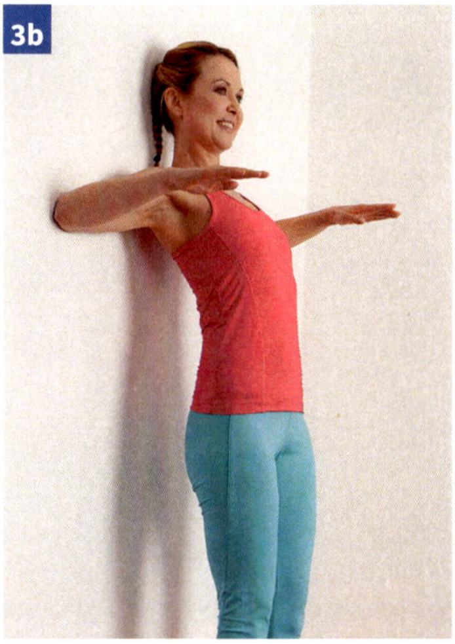

4. Aufrechte Haltung im Sitzen erfühlen

- Setzen Sie sich aufrecht auf das vordere Drittel eines stabilen Stuhls, die Füße stehen unter den Knien fest auf dem Boden. Erfühlen Sie die Sitzknochen zuerst einmal mit den Händen, indem Sie die Handflächen rechts und links unter das Gesäß schieben. Dort spüren Sie beide Sitzhöcker.
- Nun verlagern Sie das Gewicht ein paar Mal hin und her, sodass Sie einmal den rechten und einmal den linken Sitzhöcker erfühlen.
- Wenn Sie sich mit den Knochen, die uns beim Sitzen tragen sollen, etwas vertraut gemacht haben, rollen Sie die Sitzbeinknochen in Ihren Händen langsam nach vorn und nach hinten. Nehmen Sie wahr, wie sich dabei das gesamte Becken mitdreht. Einmal kippt das Becken nach vorn (es entsteht ein verstärktes Hohlkreuz) und einmal kippt es nach hinten (das Kreuz rundet sich).
- Nach etwa zehn Rollbewegungen pendeln Sie sich in der Mitte ein. Dies ist dann die korrekte Sitzposition, in der die Körperblöcke übereinanderstehen.
- Machen Sie sich noch einmal die physiologisch richtige Sitzposition bewusst: Sie sitzen senkrecht auf beiden Sitzbeinknochen. Das Becken ist etwas nach vorn gekippt, das Brustbein ist dadurch automatisch aufgerichtet, die Halswirbelsäule streckt sich.
- Die Beckenposition ist verantwortlich für die aufgerichtete Wirbelsäule, bei der Verspannungen kaum eine Chance haben. Auch Bandscheiben und Wirbelgelenke sind entlastet.

4

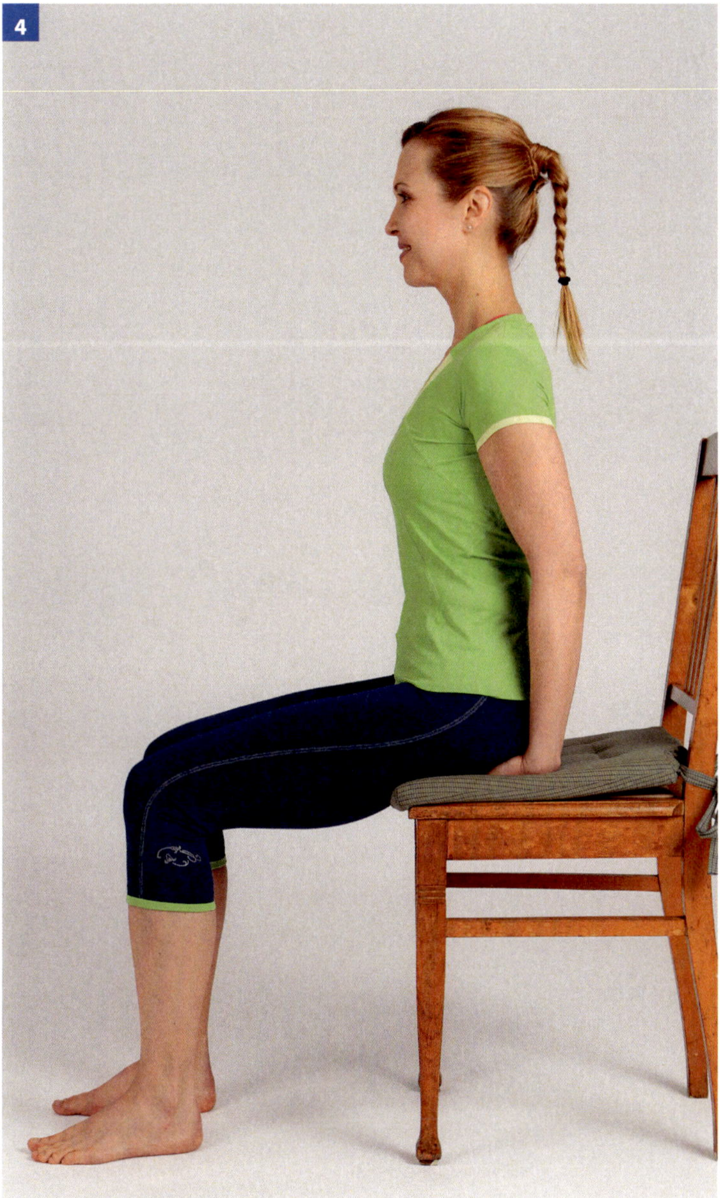

DARAUF ACHTE ICH

Stellen Sie sich vor, Ihr Scheitelpunkt wäre an einer Schnur befestigt, die Sie nach oben zieht. Die Wirbel hängen an dieser Schnur. Das führt zu einer lockeren und geraden Haltung.

5. Mobilisation der Wirbelsäule

- Der Vierfüßlerstand ist eine sehr rückenfreundliche Position. Der Körper wird dabei von vier Pfeilern getragen: Die Knie stehen unter den Hüften, Arme und Hände unter den Schultern. Die Fingerspitzen zeigen leicht nach innen, die Ellbogen sind leicht gebeugt.
- Stellen Sie sich nun vor, Ihr Rücken bildet bis zum Hinterkopf eine Linie. Die Stirn zeigt nach unten. Sie können sich auch seitlich in einem Spiegel betrachten, um Ihre Haltung zu überprüfen.
- Spannen Sie, während Sie ausatmen, die Bauch- und Pomuskeln kräftig an und ziehen Sie das Kinn in Richtung Brustbein. Gleichzeitig drücken Sie die Wirbelsäule hoch, sodass Sie einen Katzenbuckel bilden. Den Oberkörper weit aus den Schultern herausschieben; dann in die Normalstellung (Wirbelsäule und Hinterkopf in einer Linie) zurückkehren und wahrnehmen, wie gerade die Wirbelsäule jetzt ist. Meistens hängt sie im Lendenwirbelbereich etwas durch, deshalb sollte eine leichte Bauchspannung erhalten bleiben.
- 6- bis 8-mal, später 8- bis 12-mal wiederholen.

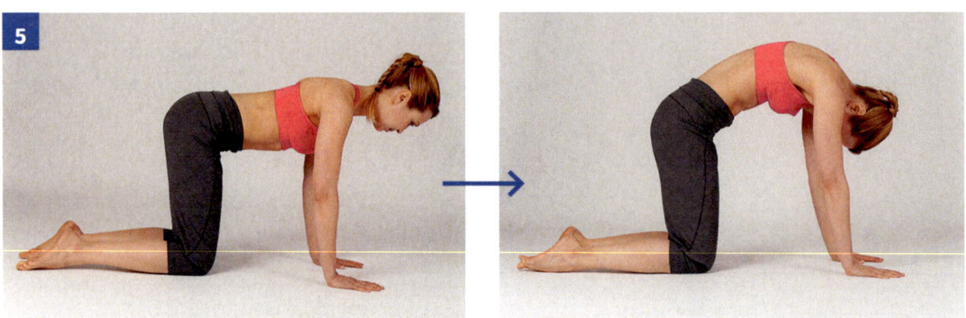

6. Anti-Hohlkreuzübung in der Stufenlagerung

Sie können die gute Haltung auch im Liegen üben und dabei vor allem auch verspannte Muskeln lösen, die eine gute Haltung erschweren und Rückenschmerzen auslösen.

- Legen Sie sich in der sogenannten Stufenlagerung auf den Boden: Dabei werden die Unterschenkel auf einem Hocker, Stuhl oder Gymnastikball abgelegt. Der ganze Rücken liegt gut auf, beide Arme ruhen neben dem Körper, der untere Rücken ist entlastet. Lassen Sie sich ganz in den Boden sinken.
- Dann ausatmen und die Bauchmuskeln anspannen, den Nabel nach innen oben ziehen, Schultern und Fingerspitzen nach vorn in Richtung Stuhlbeine und den Scheitel des Kopfes in die Gegenrichtung nach hinten schieben.
- Diese Spannung 8 bis 12 Sekunden halten, dann loslassen und einen Moment nachspüren. Beim Nachspüren gelöst weiteratmen.
- 6- bis 10-mal wiederholen und dabei bewusst in den Körper hineinfühlen.

DARAUF ACHTE ICH

Wenn Sie die Augen dabei schließen, können Sie noch besser in sich hineinspüren.

6

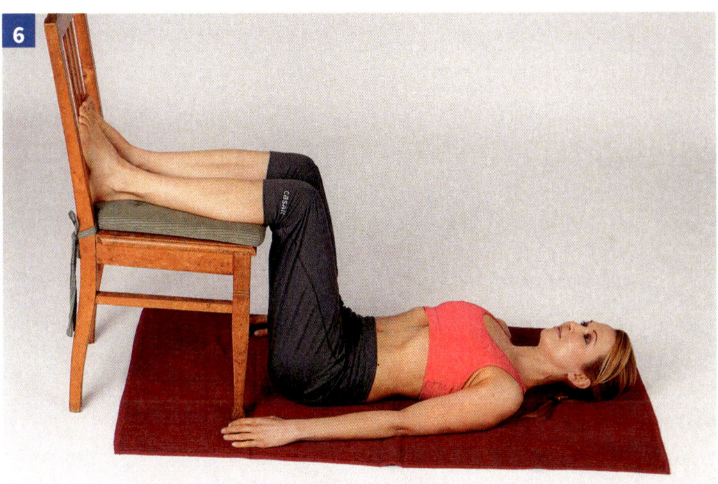

Eine gute Haltung vertiefen und stabilisieren

Eine gute Haltung ist nicht nur bei Osteoporose schon die halbe Miete. Wenn Sie gut sitzen und stehen lernen, fallen Ihnen auch die anderen Übungen leichter, und im Alltag verharren Sie nicht mehr stundenlang in einer schlaffen Sitzposition oder in einer anderen Fehlhaltung, sondern wissen, wie Sie sich richtig und knochenschonend halten können. Durch regelmäßige Kräftigungsübungen behalten Sie Ihre gute Haltung dann auch in Zukunft bei.

1. Korrekte Haltung im Stehen und Sitzen

- Stellen Sie sich aufrecht auf den Boden. Die Füße stehen hüftbreit auseinander, die Fußspitzen zeigen nach vorn oder ganz leicht nach außen. Die Knie sind minimal gebeugt, und das Becken befindet sich in der Mittelposition (kein Hohlkreuz, kein rundes Kreuz).
- Legen Sie eine Hand auf das Brustbein und eine auf den Unterbauch. Ziehen Sie nun den Nabel mit Hilfe der Bauchmuskeln nach innen oben, ebenso die Beckenbodenmuskeln, und richten Sie das Brustbein diagonal nach oben auf.
- Setzen Sie die Schultern dabei nach hinten unten (sehr wichtig). Der Scheitel des Kopfes schiebt nach oben in Richtung Decke.
- Halten Sie diese Spannung einige Atemzüge lang an. Nehmen Sie die Haltung und Körperspannung dabei bewusst wahr.

Varianten

a) Ausgang der Übung wie oben, jedoch aus einer aufrechten Sitzposition heraus.
b) Ausgang der Übung wie oben, jedoch den Oberkörper aus der beschriebenen Position heraus gerade nach vorn und hinten neigen. Die Hände haben dabei immer den gleichen Abstand. Die Wirbelsäule bleibt gerade.

DARAUF ACHTE ICH

Sehr wichtig ist hier, während der Übung weiterzuatmen. Gerade Übungen, bei denen man den Bauch einzieht, verleiten leicht dazu, den Atem anzuhalten. Kontrollieren Sie immer wieder, ob Sie wirklich noch regelmäßig atmen.

1

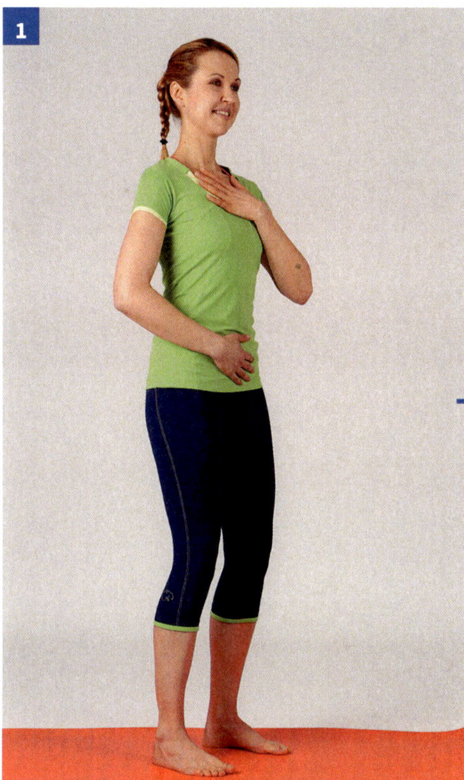

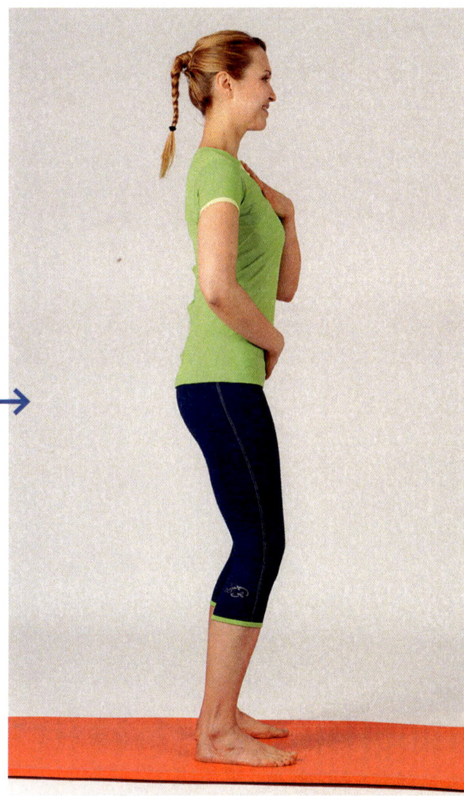

DARAUF ACHTE ICH

Achten Sie bei dieser Übung auf die Muskelspannung zwischen den Schulterblättern und lassen Sie die Schultern unten.

2. Kräftigung der Rücken- und Bauchmuskeln

- Stehen Sie aufrecht auf dem Boden oder setzen Sie sich aufrecht auf das vordere Drittel eines Stuhls.
- Heben Sie dann die Oberarme waagrecht auf Schulterhöhe an. Unterarme und Hände zeigen dabei senkrecht nach oben (U-Haltung). Die Handflächen zeigen zum Körper.
- Dann ausatmen und die Schulterblätter und Arme dabei kraftvoll zusammen- und nach unten ziehen.
- 6 bis 10 Sekunden die Spannung halten und dabei normal weiteratmen. Anschließend ausatmen und die Unterarme dabei entspannt nach vorn führen.
- 4- bis 6-mal wiederholen. Nun die Hände im Schoß ablegen und der Übung nachspüren. Insgesamt 2- bis 4-mal wiederholen.

Variante

a) Ellbogen 20 bis 30 cm kraftvoll nach unten ziehen und die Spannung halten, dabei weiteratmen. Einatmen und die Ellbogen wieder nach oben führen. Etwa 2-mal wiederholen.

2

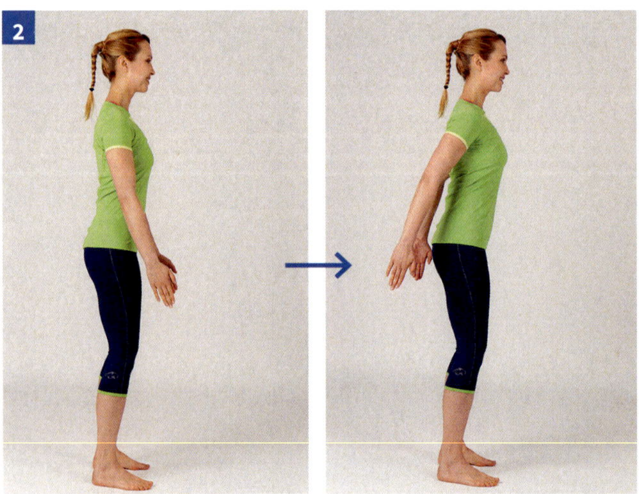

2a

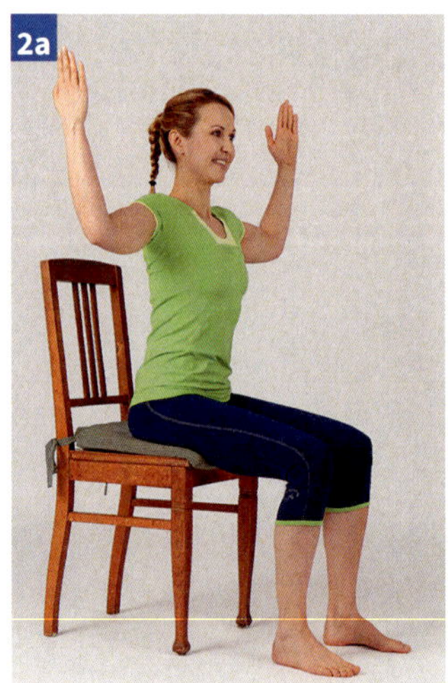

3. Stabilisierung des Rückens; Koordination

- Stellen Sie sich aufrecht auf den Boden wie bei Übung 1.
- Lassen Sie diesmal die Arme seitlich nach unten hängen. Spannen Sie Bauch-, Beckenboden- und Rückenmuskeln an und halten Sie die Schultern tief; der Blick ist nach vorn gerichtet. Dann mit den Armen neben dem Körper ganz kleine Hackbewegungen machen, vor und zurück.

DARAUF ACHTE ICH

Spüren Sie immer wieder in sich hinein und versuchen Sie zu erfühlen, welche Muskeln gerade angespannt sind. Der Rumpf bewegt sich bei dieser Übung möglichst wenig!

Variante

a) Diese Übung können Sie auch im Sitzen ausführen. Setzen Sie sich dazu aufrecht hin. Falls Ihnen am Anfang die Koordination schwerfällt, wechseln Sie rechts und links ab oder machen Sie mit beiden Armen gleichzeitig Hackbewegungen.

3a

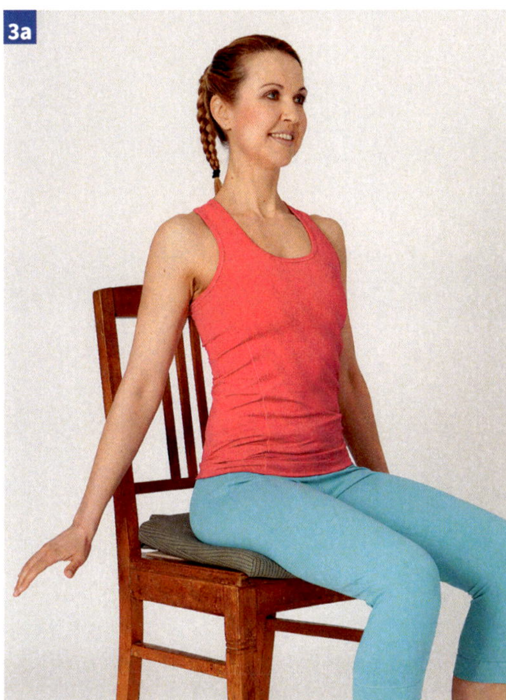

DARAUF ACHTE ICH

Wichtig ist hier ein stabiler Rumpf: Vergessen Sie nicht, Ihre Mitte zu stabilisieren, indem Sie den Bauch leicht einziehen.

4. Balance und Kräftigung der Haltemuskeln

- Stellen Sie sich aufrecht auf den Boden. Spannen Sie dann die Beckenboden- und Bauchmuskeln an und gehen Sie in den Ballenstand. Gleichzeitig heben Sie den rechten Arm nach oben und führen den linken unter Spannung etwas nach hinten. Schieben Sie die Fingerspitzen der rechten Hand nach oben und die der linken nach unten.
- Halten Sie die Spannung 2 bis 4 Atemzüge lang an, wechseln Sie dann die Arme in die andere Diagonale. Jede Seite 2- bis 4-mal; danach im aufrechten Stand der Übung nachspüren.
- Die Übung 2- bis 4-mal wiederholen.

4

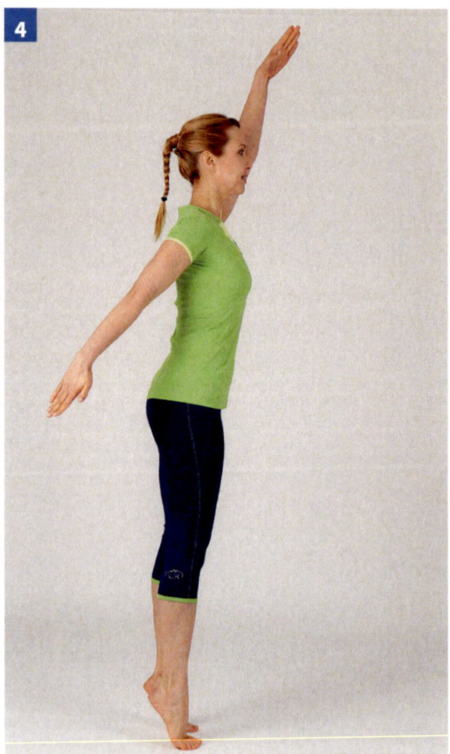

5. Wandliegestütz für einen stabilen Rumpf

- Stellen Sie sich so vor eine Wand, dass Sie die Arme gerade nach vorn strecken können. Die Ellbogen sind minimal gebeugt. Die Hände stützen Sie leicht nach innen geneigt etwas mehr als schulterbreit in Schulterhöhe ab. Der Kopf befindet sich auf einer Linie mit dem Oberkörper.
- Spannen Sie die Bauch- und Beckenbodenmuskeln gut an. Beugen Sie nun die Ellbogen nach außen. Bringen Sie dabei Brust und Gesicht näher zur Wand. Dann atmen Sie aus, während Sie die Arme kraftvoll, aber langsam von der Wand wegdrücken.
- Verstärken können Sie die Übung, wenn Sie die Position mit gebeugten Ellbogen einige Atemzüge lang aushalten und/oder die Füße weiter weg von der Wand stellen.

5

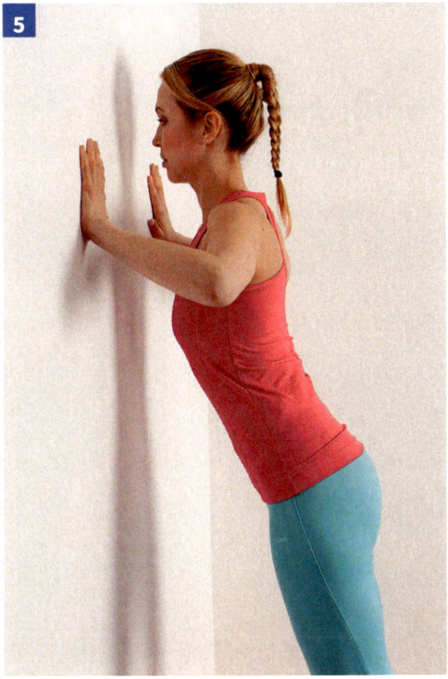

DARAUF ACHTE ICH

Im Vierfüßlerstand können Sie auch zu Beginn oder zur Entspannung etwas krabbeln, das lockert die Arm-, Bein- und Rückenmuskulatur. Wichtig ist auch hier wieder, dass Sie den Rumpf möglichst stabil halten.

6. Vierfüßlerstand: mobiler und stabiler Rücken

- Gehen Sie in den Vierfüßlerstand. Die Knie stehen unter den Hüften, Arme und Hände unter den Schultern. Arme und Oberschenkel sind senkrecht.
- Der Rücken bildet mit dem Hinterkopf eine gerade Linie. Spannen Sie nun zunächst Bauch- und Beckenbodenmuskeln an, strecken Sie dann den rechten Arm nach vorn und das linke Bein nach hinten. Die Fingerspitzen zeigen nach vorn, die Fußspitzen nach unten zum Boden. Arm, Kopf, Rumpf und Bein sollten jetzt eine Linie bilden.
- Ziehen Sie sich langsam auseinander und halten Sie die gesamte Bauch- und Rumpfspannung 8 bis 12 Sekunden an.
- Dann Hand und Knie wieder aufstellen und einen Katzenbuckel bilden.
- Danach die andere Seite üben. Jede Übung 4- bis 6-mal wiederholen.

Variante

a) Wenn ein Arm und diagonal das Bein angehoben sind, wippen Sie diese in kleinen Bewegungen auf und ab. Dann absetzen und einen Katzenbuckel machen. Im Wechsel mit der anderen Seite üben.

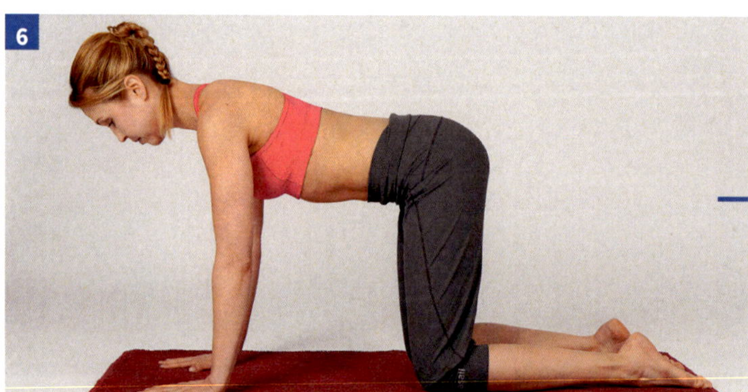

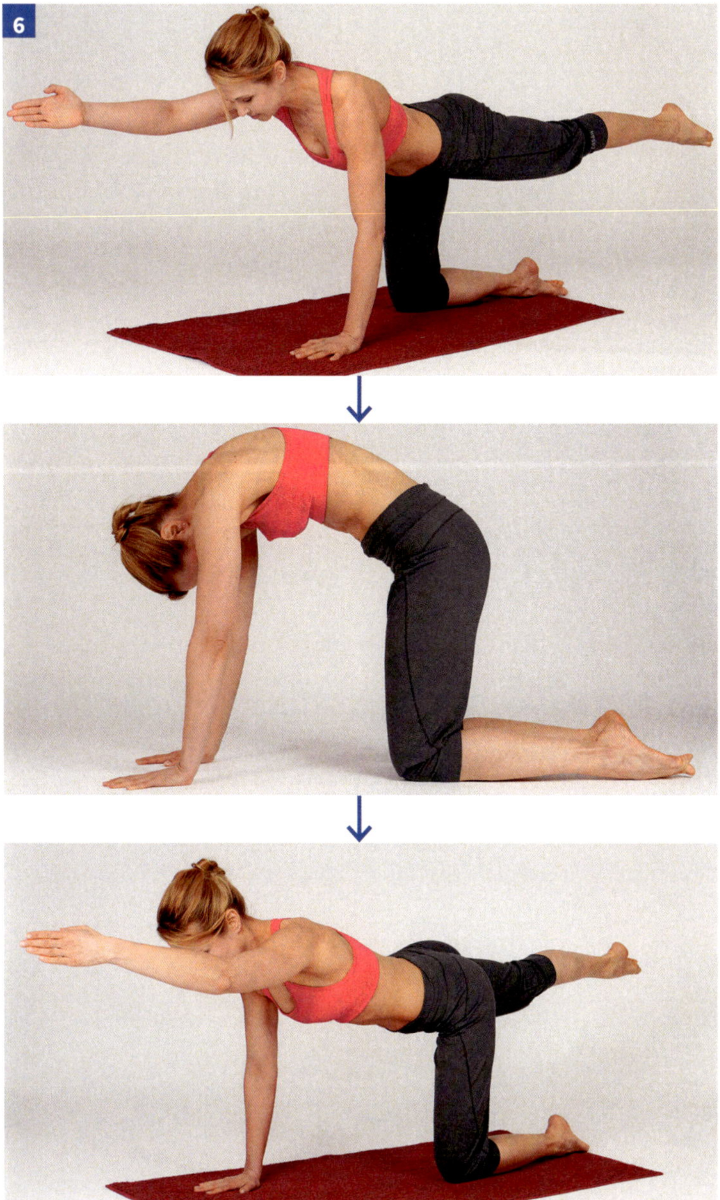
6

Übungen gegen langes Sitzen

Die größte Strapaze für den Rücken ist das statische Dauersitzen, egal ob eine Osteoporose vorliegt oder nicht. Unser Rücken ist dafür nicht geeignet. Noch schlimmer ist das Dauersitzen mit rundem Rücken. Deshalb: Sitzen Sie dynamisch, bewegen Sie sich auch beim Sitzen und gewöhnen Sie sich an, immer wieder einige Übungen dazwischenzuschalten. Das Fortschreiten eines Rundrückens und die Gefahr von Wirbelbrüchen durch Osteoporose lassen sich durch ein regelmäßiges Training der Bauch- und Rückenmuskulatur in den meisten Fällen verlangsamen.

DARAUF ACHTE ICH

Achten Sie darauf, dass sich der Körperschwerpunkt nach hinten verlagert und die Bauchmuskeln sich vermehrt anspannen müssen, um den Oberkörper in Position zu halten.

1. Mit dem Oberkörper pendeln

Bei der Pendelübung auf einem Stuhl, z. B. einem Schreibtischstuhl, können Sie die Spannung wechselseitig in den Bauch- und Rückenmuskeln erfühlen und diese Muskeln kräftigen. Außerdem bekommen Sie ein Gespür für die aufrechte Haltung, auch während längerer Sitzperioden.

- Setzen Sie sich aufrecht auf das vordere Drittel eines Stuhls, und zwar auf die Sitzbeinknochen (siehe Übung 4 auf S. 60). Die Wirbelsäule ist gerade, der Rücken bildet mit dem Hinterkopf eine Linie.
- Legen Sie beide Hände gekreuzt auf den Brustkorb und achten Sie darauf, dass die Schultern tief sind und bleiben.
- Dann atmen Sie aus, während Sie den Oberkörper mit gerader Wirbelsäule aus den Hüftgelenken heraus nach vorn neigen, bis das Gesäß leicht abhebt.
- Verharren Sie in dieser Position einige Atemzüge lang, indem Sie den Bauch etwas anspannen, damit kein ausgeprägtes Hohlkreuz entsteht, und erspüren Sie die Anspannung in den Rückenmuskeln, die den Rumpf jetzt vor dem Nach-vorn-Fallen bewahren.

- Dann setzen Sie sich langsam in aufrechter Position wieder zurück. Anschließend die gleiche Übung nach hinten durchführen.

Varianten

a) Wie oben, jedoch die Arme dabei nach oben in die Verlängerung des Körpers strecken.

b) Diese Übung können Sie immer wieder aktiv machen, indem Sie sich ab und zu auf die oben beschriebene Weise auf dem Stuhl vor- und zurückbewegen, gerne auch in schnellem Wechsel.

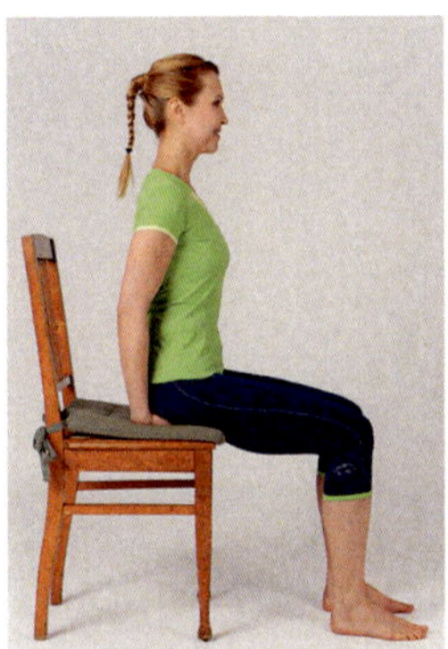

Ausgangsstellung wie auf S. 61

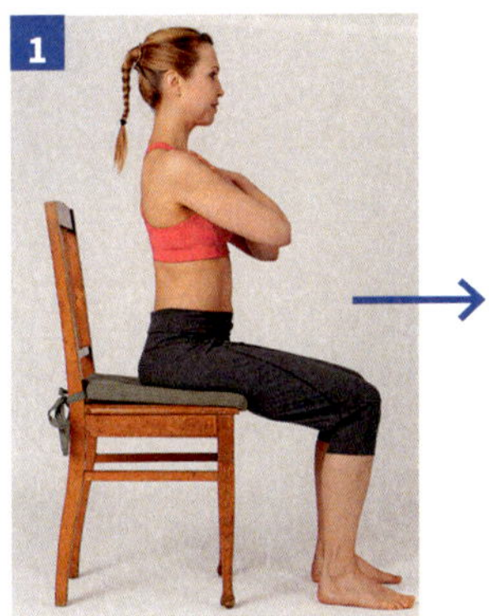

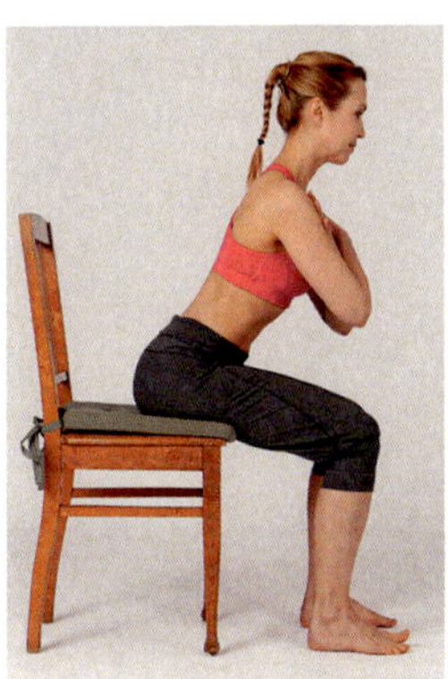

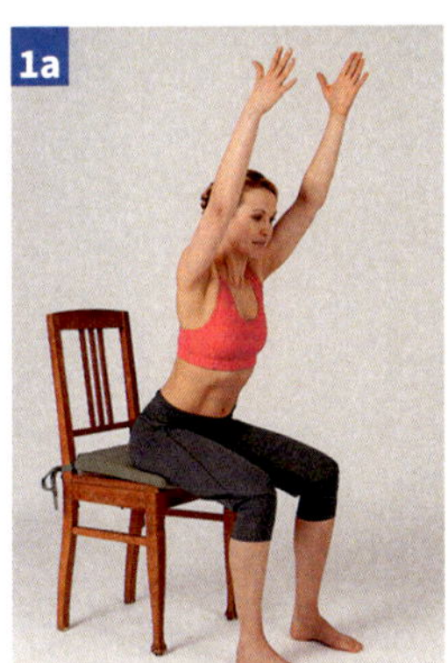

2. Dehnung der Brustmuskulatur, Befreiung der Atmung

Wenn wir nach vorn gebeugt sitzen oder wenn sich beim Arbeiten am Schreibtisch die Arme vor dem Körper befinden, verkürzen sich mit der Zeit die Brustmuskeln. Dadurch wird die Atmung eingeengt und die Schultergelenke ermüden leichter.

- Setzen Sie sich aufrecht auf das vordere Drittel des Stuhls und strecken Sie die Arme nach hinten. Umfassen Sie nun mit den Händen die Lehne hinter sich.
- Bewegen Sie dann den Oberkörper aus den Hüftgelenken heraus so weit es geht nach vorn und spüren Sie die Dehnung in den Schultern und Brustmuskeln. Hinterkopf und Rücken befinden sich dabei auf einer Linie.
- Bleiben Sie 20 bis 30 Sekunden in dieser angenehmen Dehnposition und lassen Sie den Atem natürlich fließen.

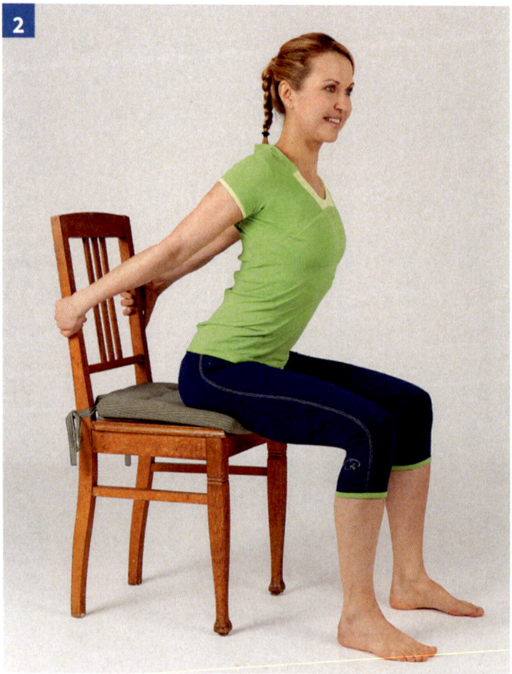

3. Gegen Rundrücken und schwache Schultern I

- Setzen Sie sich aufrecht auf einen Stuhl und winkeln Sie beide Unterarme im rechten Winkel an, sodass sie nach vorn zeigen und eng am Oberkörper anliegen. Die Handflächen zeigen nach oben.
- Die Schultern sind entspannt und hängen tief.
- Führen Sie dann die Unterarme zur Seite nach außen und achten Sie darauf, dass die Schultern tief und die Ellbogen dicht am Körper bleiben.

DARAUF ACHTE ICH

Achten Sie bei allen Übungen auf Ihre Schulterblätter. Sie werden zur Wirbelsäule hingezogen. Die die Schulterblätter stabilisierenden Muskeln werden gekräftigt.

Variante

a) Um die Übung zu verstärken, können Sie entweder zwei kleine Wasserflaschen in die Hände nehmen oder ein Thera-Band unter den Oberschenkeln durchziehen und das rechte Ende mit der linken Hand über dem linken Oberschenkel und das linke Ende mit der rechten Hand festhalten. Dann bewegen Sie die Unterarme wie oben nach außen. Der Widerstand des Bandes verstärkt die Übung positiv.

3

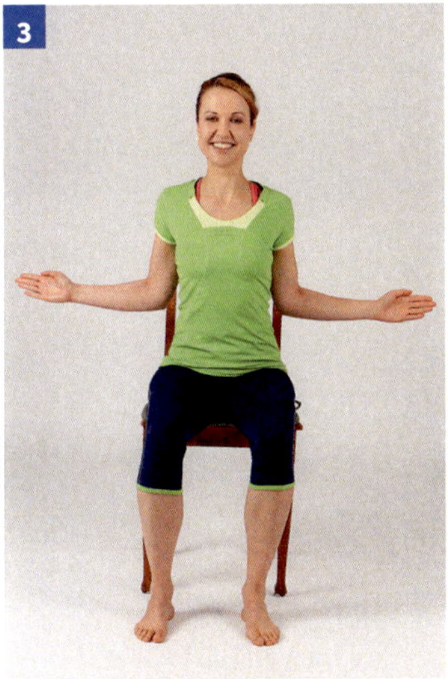

3a

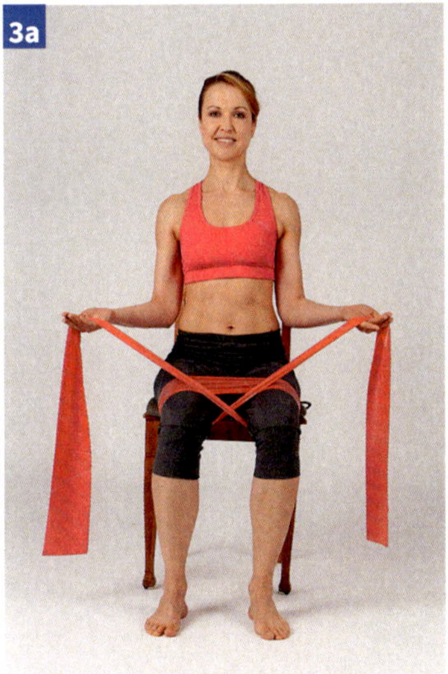

DARAUF ACHTE ICH

Auch bei dieser auf den ersten Blick leichten Übung sollten Sie auf Ihren Atem achten. Atmen Sie ruhig und entspannt weiter. Vermeiden Sie Pressatmung!

4. Gegen Rundrücken und schwache Schultern II

- Die Oberarme wieder nah am Oberkörper und Unterarme im rechten Winkel nach vorn halten.
- Dann das Thera-Band ein- oder zweimal um die ausgestreckten Handflächen wickeln, sodass das Band in leichter Vorspannung ist. Nun wieder beide Unterarme nach außen bewegen und die Ellbogen nah am Körper halten.

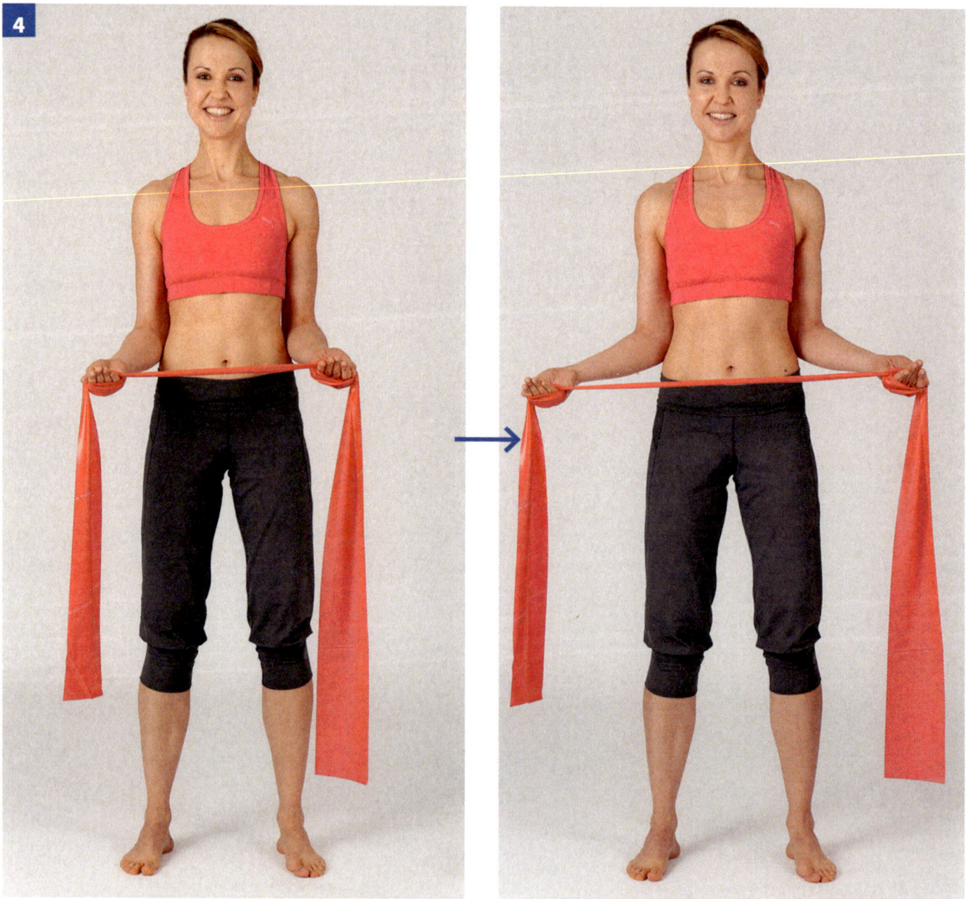

5. Rückenverspannungen lösen

Die Bandscheiben, Wirbelgelenke und (schmerzhaft) verspannten Rückenmuskeln freuen sich besonders über diese Übung, die Sie immer mal wieder zwischendurch ausführen können.

- Setzen Sie sich auf dem Stuhl ganz zurück, schieben Sie das Gesäß ganz nach hinten und pressen Sie den gesamten Rücken fest an die Lehne. Strecken Sie dabei Ihre Arme über den Kopf so weit es geht nach hinten und erspüren Sie die Dehnung im Schulter- und Brustkorbbereich sowie die Entlastung im Rückenbereich.
- Halten Sie die Dehnstellung 10 bis 30 Sekunden lang und lassen Sie dabei den Atem gelöst fließen.
- Dann legen Sie die Hände entspannt auf dem Schoß ab oder beugen Sie den Oberkörper vor und legen Sie ihn locker auf den Oberschenkeln ab. Lassen Sie dabei Arme, Schultern und Kopf hängen.

DARAUF ACHTE ICH

Spüren Sie nach jeder Übung nach. Sie können diese Übung beliebig oft wiederholen.

Variante

a) Verschränken Sie die Hände und strecken Sie die Arme über den Kopf. Die Handflächen zeigen dabei nach oben. Schieben Sie die Hände diagonal nach oben, als wollten Sie die Arme dabei verlängern.

5

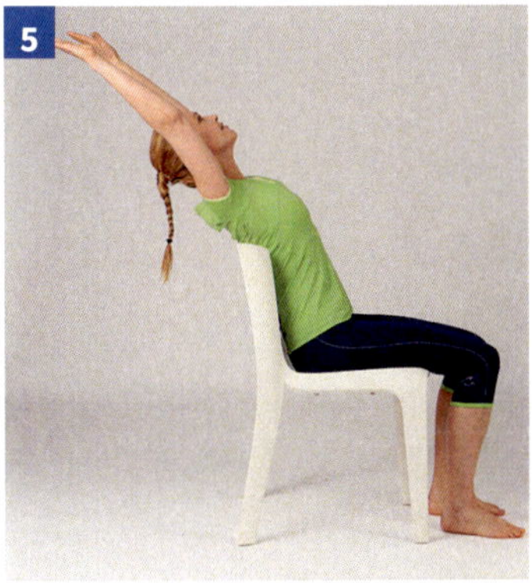

5a

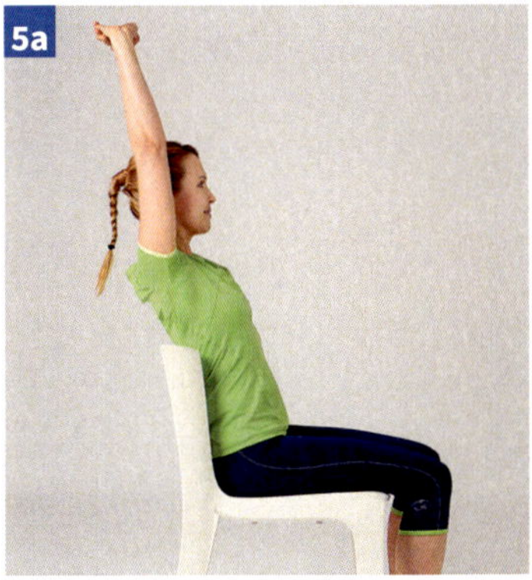

DARAUF ACHTE ICH

Achten Sie auf eine fließende Schaukelbewegung, und atmen Sie dabei gelöst ein und aus. Brustkorb und Schultern bleiben dabei in der Horizontalen.

6. Becken schaukeln, Wirbelsäule bewegen

- Setzen Sie sich aufrecht auf das vordere Drittel eines Stuhls. Legen Sie die Hände entweder auf die Oberschenkel oder stützen Sie sie seitlich auf die Beckenkämme.
- Erspüren Sie zuerst Ihre Sitzbeinknochen, auf denen Sie sitzen. Dann bewegen Sie das Becken langsam nach rechts und links, hin und her.
- Wenn Sie das Gewicht zur rechten Seite bewegen, heben Sie linke Gesäßhälfte an, wenn Sie das Gewicht zur linken Seite bewegen, heben Sie die rechte Gesäßhälfte an.
- Achten Sie auf eine fließende Schaukelbewegung und atmen Sie dabei gelöst ein und aus. Brustkorb und Schultern bleiben dabei in der Horizontalen.

6

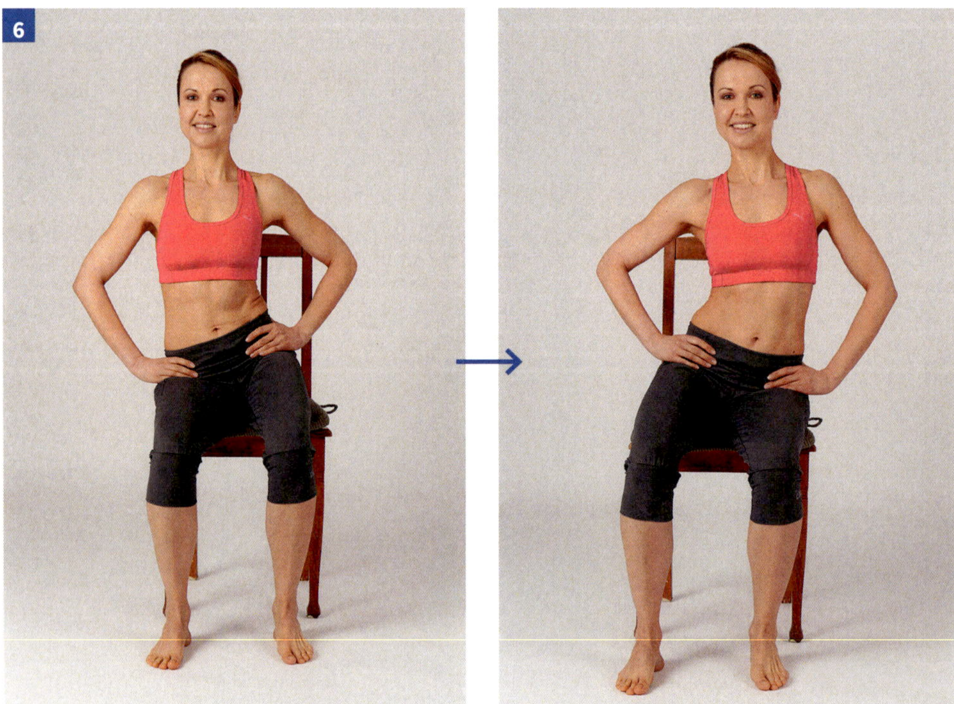

Variante

a) Winkeln Sie Ihre Unterarme hinter dem Rücken an und fassen Sie mit der rechten Hand den linken Unterarm und mit der linken Hand den rechten Unterarm.

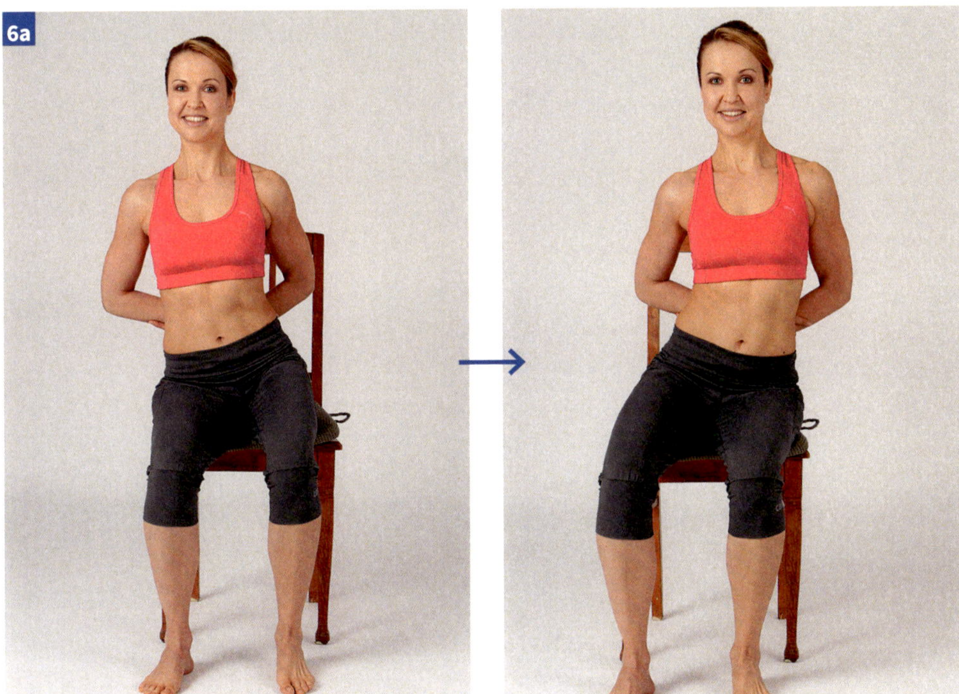

Übungen mit dem Türrahmen

Ein Türrahmen ist überall verfügbar, egal ob im Büro oder zu Hause. Sie können ihn zu effektiven Übungen wunderbar nutzen. Kräftigungs- und auch Dehnungsübungen werden durch den Türrahmen sehr wirkungsvoll. Ihre Knochen profitieren gerade von diesen isometrischen Übungen, indem das Knochenwachstum durch den Druck auf die Knochen angeregt wird.

DARAUF ACHTE ICH

Wichtig: Die Knie sind leicht gebeugt, der Rücken ist gerade.

1. Stabilisierung des ganzen Rückens

- Stellen Sie sich mit hüftbreit geöffneten Beinen mittig in einen Türrahmen.
- Heben Sie die Arme an und legen Sie die Handflächen oben rechts und links an die Türrahmen.
- Dann zuerst die Bauch- und Beckenbodenmuskeln anspannen und mit den Händen gegen die Türrahmen drücken.
- Die Spannung 6 bis 10 Sekunden halten, dann die Arme kurz entspannt senken.
- Wiederholen Sie die Übung 4- bis 6-mal.

DARAUF ACHTE ICH

Lassen Sie die Schultern immer unten und versuchen Sie, die Kraft aus den Schultern zu holen und nicht ins Hohlkreuz zu gehen. Beim Drücken gleichmäßig atmen!

Varianten

a) Übung wie oben, jedoch die Handflächen in Schulterhöhe an die Türrahmen legen und gegen diesen drücken. Die Knie sind ein wenig gebeugt, der Rücken ist gerade. Stellen Sie sich dabei vor, Sie schieben den Scheitel des Kopfes in Richtung Decke. Achten Sie darauf, die Schultern nicht hochzuziehen.

b) Für große Menschen: Die Handballen an den oberen Balken des Türrahmens legen und dagegendrücken.

c) Stellen Sie sich in den Türrahmen. Machen Sie einen Ausfallschritt. Die Hände befinden sich etwa auf Höhe des Halses. Drücken Sie mit den Handballen gegen den Türrahmen.
d) Stellen Sie sich mit hüftbreit geöffneten Beinen in einen Türrahmen. Die Oberarme schulterhoch anheben und die Unterarme mit den Handrücken nach außen gegen den Türrahmen drücken.

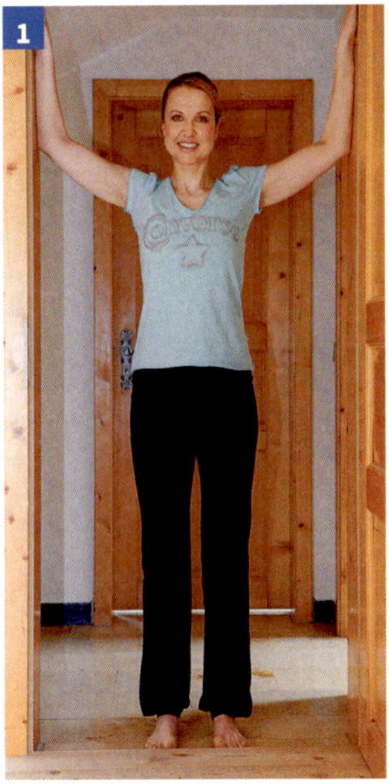
1

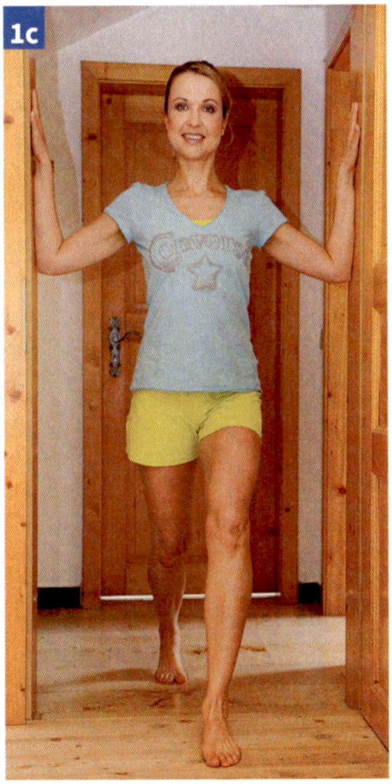
1c

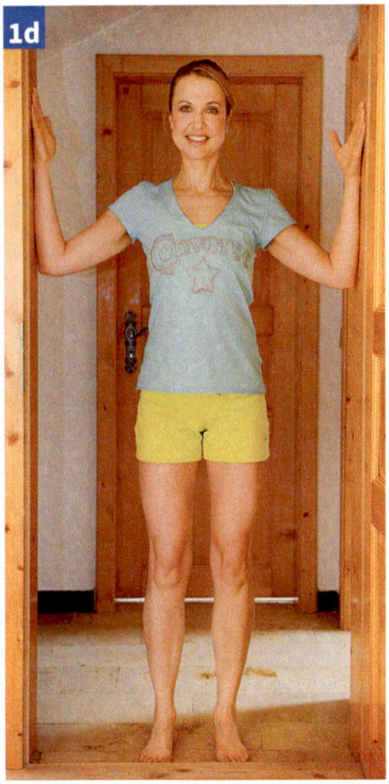
1d

DARAUF ACHTE ICH

Kein Hohlkreuz machen. Bauch- und Gesäßmuskeln anspannen.

2. Dehnung der seitlichen Rumpfmuskeln

Nach der vorangegangenen Übung dehnen Sie nun zunächst die seitlichen Rumpfmuskeln, um nach dem Drücken wieder locker zu werden.

- Stellen Sie sich aufrecht auf den Boden. Die Füße stehen hüftbreit auseinander. Das Becken ist schwer.
- Heben Sie beide Arme über den Kopf und fassen Sie mit der linken Hand das rechte Handgelenk. Ziehen Sie gleichzeitig den linken Arm nach rechts.
- Die Dehnung 10 bis 15 Sekunden aushalten. Dann locker lassen. Wiederholen Sie die Übung 2- bis 4-mal.

Variante

a) Diese Übung können Sie aber auch im Türrahmen machen: Den rechten Arm hoch anheben, die linke Hüfte gegen einen Türrahmen drücken und mit dem rechten Arm über dem Kopf in Richtung linken Türrahmen ziehen. Die Handfläche zeigt dabei nach oben.

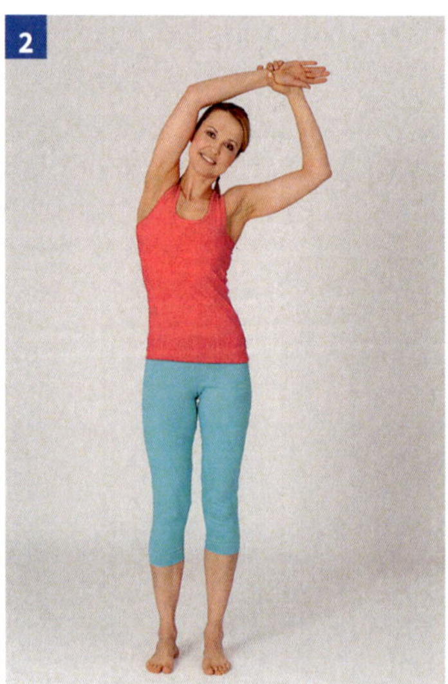

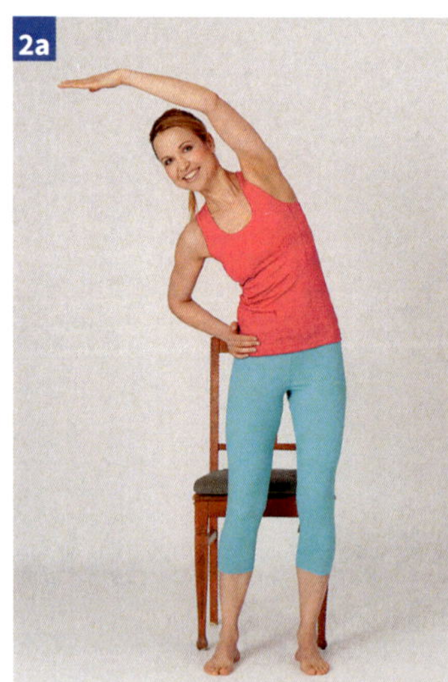

3. Effektive und wohltuende Kreuzdehnung

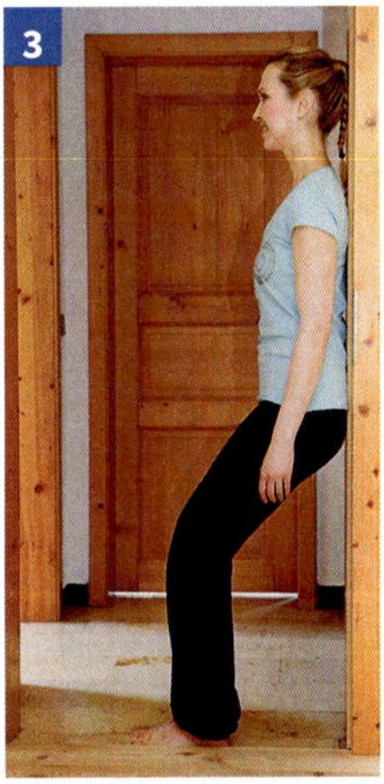

Diese Übung hilft bei Rückenschmerzen, besonders im unteren Rückenbereich. Sie dehnt und entspannt diese Muskeln und kräftigt die Bauchmuskeln.

- Stellen Sie sich mit geradem Rücken in eine Seite des Türrahmens. Die Füße stehen etwa 30 cm davon entfernt, die Knie sind etwas gebeugt.
- Spannen Sie die Bauch- und Beckenbodenmuskeln an und drücken Sie die Lendenwirbelsäule fest nach hinten gegen den Türrahmen.
- Atmen Sie dabei aus oder einfach gelöst weiter. Halten Sie die Spannung 6 bis 8 Sekunden an. Dann locker lassen.
- Wiederholen Sie die Übung 4- bis 6-mal.

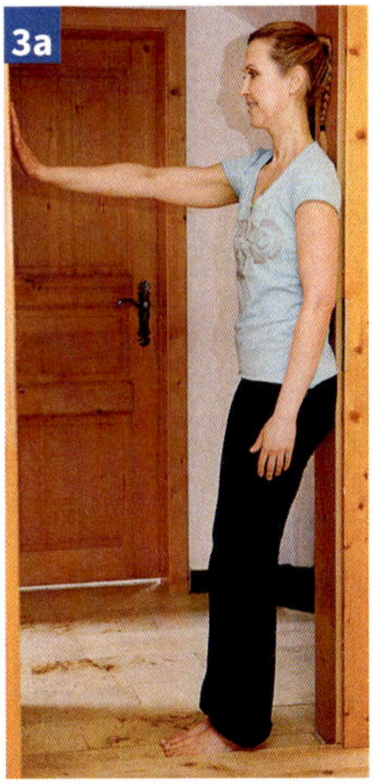

Variante

a) Die Übung wie oben beschrieben, die Arme jedoch in Schulterhöhe nach vorn gegen den anderen Türpfosten strecken. Dann die Bauch- und Beckenbodenmuskeln anspannen und die untere Wirbelsäule gegen den Türrahmen drücken. Der Kopf ist dabei leicht nach vorn gebeugt, der Blick ist nach unten gerichtet.

b) Heben Sie nun ein Bein an und legen Sie die ganze Fußsohle an den anderen Türpfosten. Spannen Sie jetzt Bauch und Beckenboden kräftig an, drücken Sie den unteren Rücken gegen den Türpfosten und stemmen Sie den Fuß des angehobenen Beines so kräftig wie möglich gegen den Türpfosten. Tun Sie so, als ob Sie das Bein strecken wollten. Halten Sie die Spannung 6 bis 10 Sekunden an, dann wechseln Sie das Bein.

DARAUF ACHTE ICH

Achten Sie bei allen Übungen darauf, dass Sie die Schultern nicht hochziehen!

4. Bauchmuskel- und Rückenkräftigung

- Stellen Sie sich aufrecht hin und machen Sie mit dem rechten Fuß einen Ausfallschritt.
- Spannen Sie die Bauchmuskeln fest an und drücken Sie den Rücken kräftig nach hinten gegen den Türpfosten oder gegen eine Wand.
- Lassen Sie die Arme dabei seitlich herabhängen; die Handflächen zeigen nach vorn, die Fingerspitzen nach unten.
- Dann den unteren Rücken kräftig nach hinten drücken und auch die Schultern zurücknehmen.
- Halten Sie die Spannung 4 bis 6 Sekunden an. Wiederholen Sie die Übung 4- bis 6-mal.

Varianten

a) Sie können den Rücken auch gegen einen Türpfosten drücken, die Schultern wie oben beschrieben zurücknehmen und den rechten Fuß etwas vom Boden abheben.

b) Die Übung wie oben beginnen, dann aber einen Fuß mit der Fußsohle gegen den vorderen Türpfosten drücken.

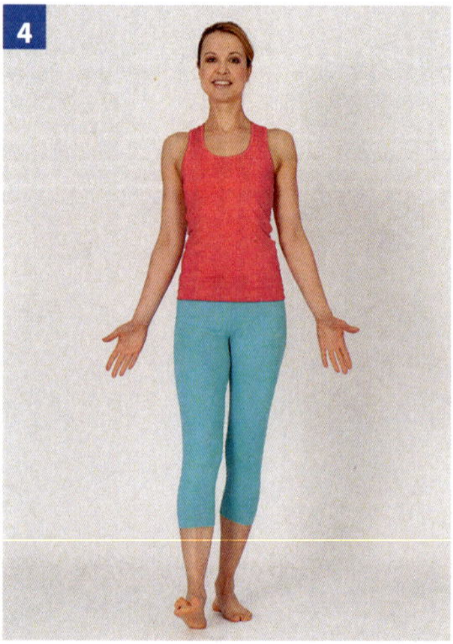

5. Tür-Kniebeugen für Bauch und Oberschenkel

- Stellen Sie sich mit hüftbreit geöffneten Füßen vor eine geöffnete Zimmertür und halten Sie sich an beiden Türklinken fest.
- Dann die Knie langsam beugen, bis Ober- und Unterschenkel etwa einen rechten Winkel bilden. Der Oberkörper bleibt dabei aufrecht, den Nacken nach oben schieben.
- Halten Sie diese Position etwa 4 bis 6 Sekunden lang, dann richten Sie sich wieder auf. Wiederholen Sie die Übung 4- bis 6-mal.

DARAUF ACHTE ICH

Lassen Sie die Schultern unten und halten Sie die Spannung im Bauch, damit kein Hohlkreuz entsteht.

Variante

a) Ausgangsposition wie oben, dann aber aus dem Stand heraus (die Knie sind leicht gebeugt) ein Knie anheben und mit der Innenseite gegen die Tür drücken. Üben Sie abwechselnd das rechte und das linke Knie.

5

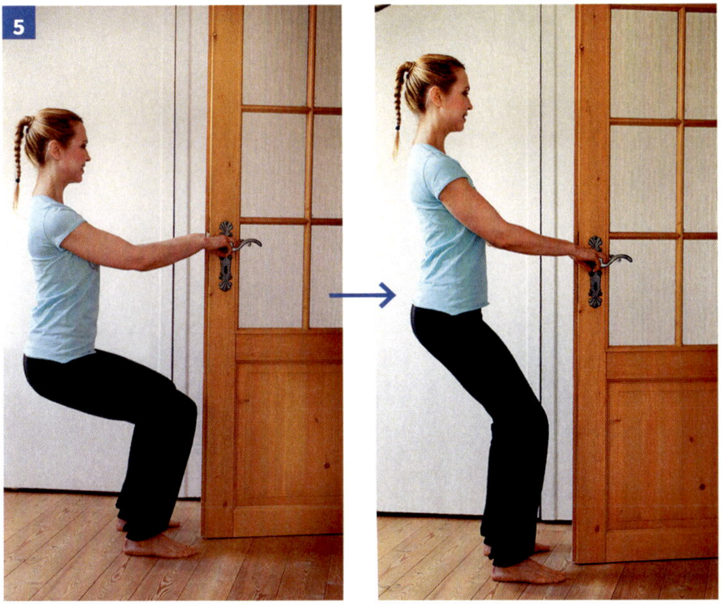

DARAUF ACHTE ICH

Lassen Sie die Schultern unten, atmen Sie gleichmäßig und halten Sie die Bauchspannung, damit Sie kein Hohlkreuz bekommen.

6. Für eine aufrechte Haltung

- Stellen Sie sich vor eine geöffnete Tür (oder frontal vor einen Türrahmen) und legen Sie beide Hände rechts und links an die Tür (bzw. den Türrahmen).
- Dann beugen Sie leicht die Knie und drücken die Tür oder den Rahmen mit den Handballen kräftig zusammen. Der Rücken ist dabei aufrecht, der Scheitel des Kopfes schiebt nach oben.
- Halten Sie die Spannung 6 bis 10 Sekunden aus, dann locker lassen. Wiederholen Sie die Übung 4- bis 6-mal.

Variante

a) Beginnen Sie die Übung wie oben, legen Sie jedoch die rechte Hand höher und die linke tiefer an. Beide Hände drücken wieder gegen die Tür.

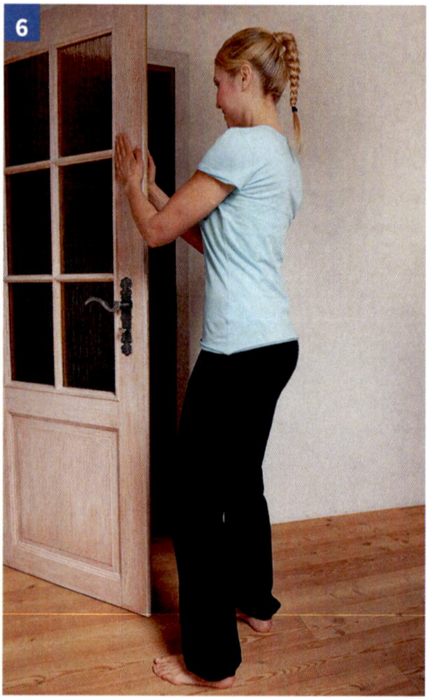

7. Streckung der gesamten Wirbelsäule

Um einer vorgebeugten Haltung entgegenzuwirken, können Sie diese Übung immer wieder zwischendurch machen – sie verschafft Ihnen ein wohltuendes Gefühl der Aufrichtung.

- Stellen Sie sich in den Türrahmen (oder vor einen jungen Baum, einen Pfeiler, ein Geländer) und fassen Sie mit beiden Händen hinter sich die Türgriffe (den Baum, das Geländer).
- Dehnen Sie nun langsam den Oberkörper nach vorn, bis die Arme gestreckt sind. Bauch und Beckenboden dabei anspannen und nicht ins Hohlkreuz gehen.
- Ziehen Sie die Schulterblätter hinten zusammen. Halten Sie diese Dehnung 10 bis 20 Sekunden aus und atmen Sie dabei locker weiter. Wiederholen Sie die Übung 2- bis 4-mal.

DARAUF ACHTE ICH

Hohlkreuz vermeiden, den Bauch anspannen, den Brustkorb dehnen, die Schulterblätter hinten zusammenziehen.

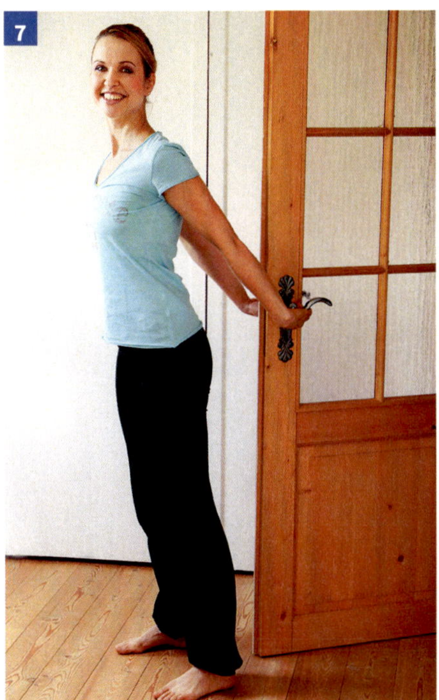

DARAUF ACHTE ICH

Die Ellbogen sollten nur wenig höher als das Schultergelenk sein. Wenn die Dehnung zu stark ist, setzen Sie die Hände tiefer!

8. Dehnung für den Schultergürtel

- Stellen Sie sich mit gegrätschten Beinen in den oder etwas vor den Türrahmen und heben Sie die Arme gespreizt nach oben an.
- Legen Sie die Hände oben rechts und links an die Türpfosten. Spannen Sie dann die Bauchmuskeln an und schieben Sie dabei den Brustkorb nach vorn durch den Türrahmen.
- Die Hände bleiben an der gleichen Stelle, die Ellbogen sind leicht gebeugt.
- Halten Sie die Dehnung 10 bis 20 Sekunden aus. Dann locker lassen und das andere Bein nach vorn stellen. Wiederholen Sie die Übung 2- bis 4-mal.

8

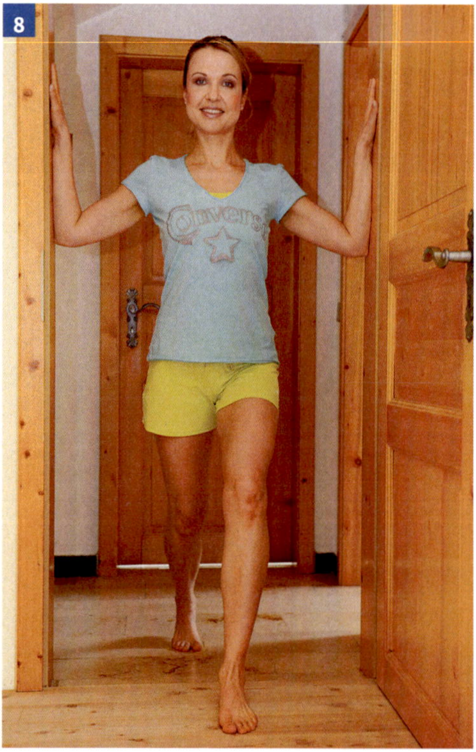

Kraft und Beweglichkeit mit dem Thera-Band

Mit dem Thera-Band kräftigen Sie die Muskeln, mobilisieren die Gelenke und fördern die Beweglichkeit. So können Sie Fehlhaltungen korrigieren, die auf Dauer zu schmerzhaften Verspannungen und Abnutzungen führen können. Außerdem ist es eine vergnügliche Abwechslung zu Übungen ohne Hilfsmittel. Achten Sie darauf, ein Band in der passenden Widerstandsklasse zu benützen: Ein Band, das Sie zu leicht spannen können, bringt wenig, und ein Band, das zu schwer auseinanderzuziehen ist, verdirbt Ihnen den Spaß an der Übung. Und: Das Thera-Band lässt sich problemlos auch im Büro zwischendurch verwenden.

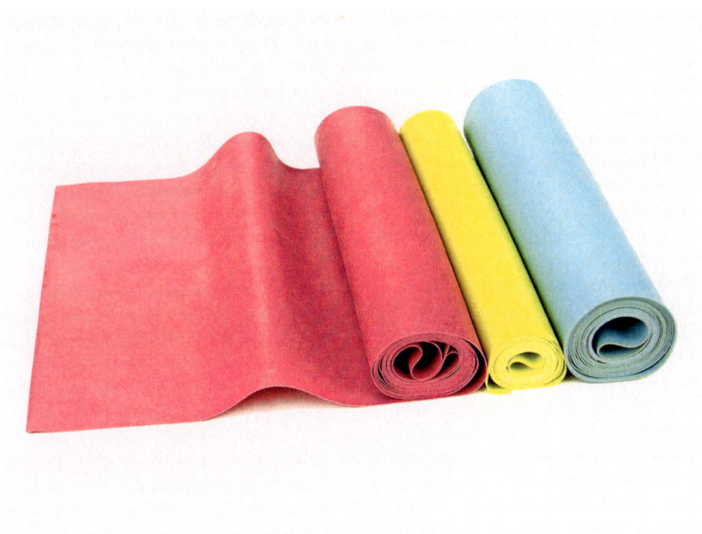

Mit dem Thera-Band können Sie gelenkschonend Muskeln aufbauen und Ihre Beweglichkeit verbessern.

DARAUF ACHTE ICH

Den Oberkörper eher nach vorn als nach oben strecken. Schaffen Sie dabei Länge im Rücken und gehen Sie nicht ins Hohlkreuz.

1. Kräftigung der Haltemuskeln

- Nehmen Sie das Thera-Band zwischen beide Hände und wickeln Sie es so um die Hände, dass es in leichter Vorspannung ist.
- Die Ellbogen sind leicht angewinkelt und die Hände vor dem Brustkorb etwas mehr als schulterbreit auseinander.
- Gehen Sie dann auf der Stelle, ziehen Sie dabei das Band mit beiden Händen 10- bis 20-mal auseinander und lassen Sie es wieder los, zuerst nur waagrecht, dann aber auch diagonal und in alle möglichen Richtungen.
- Hier sind Ihrer Kreativität keine Grenzen gesetzt. So können Sie das Band auch über dem Kopf oder hinter dem Rücken einige Male auseinanderziehen. Vergessen Sie nicht, dabei leicht zu gehen. Und: Auch im Sitzen lässt sich gut üben!

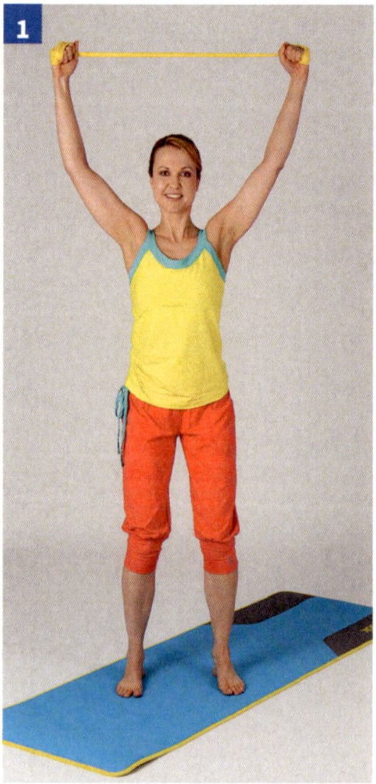

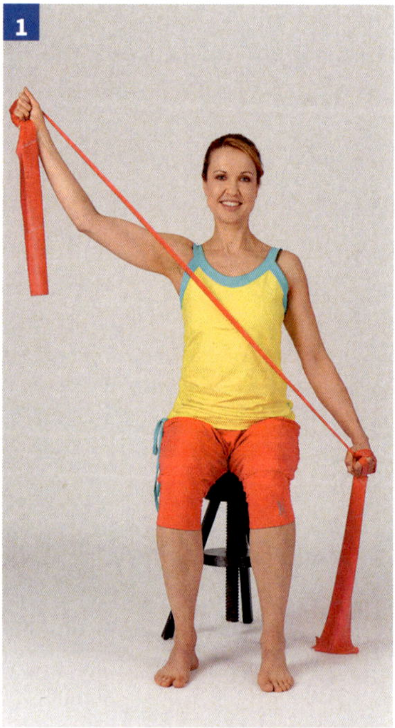

2. Ganzkörperkräftigung

- Stellen Sie sich mit beiden Füßen und leicht gebeugten Knien etwa hüftbreit auf die Mitte des Elastikbandes und halten Sie die Enden rechts und links mit den Händen fest.
- Der Oberkörper befindet sich in leichter Vorneige, die Arme sind in den Ellbogen etwas gebeugt.
- Wickeln Sie das Band so um die Hände, dass es sich in Vorspannung befindet.
- Spannen Sie zuerst die Bauch- und Beckenbodenmuskeln an und ziehen Sie dann im Wechsel den rechten und linken Ellbogen am Oberkörper vorbei nach hinten oben.
- Die Schulterblätter dabei in Richtung Gesäß und an die Wirbelsäule ziehen. Die Schultern nicht hochziehen.
- Wiederholen Sie jede Seite 8- bis 12-mal.

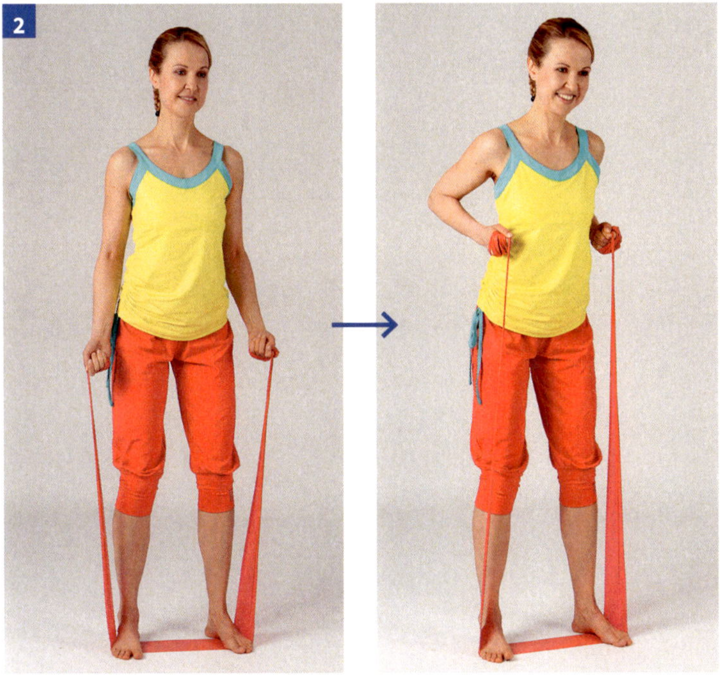

3. „Sonnenaufgang" für eine gute Sitzhaltung

- Setzen Sie sich aufrecht auf das vordere Drittel eines Stuhls.
- Setzen Sie den rechten Fuß auf das Ende eines Thera-Bandes und fixieren Sie es. Wickeln Sie das andere Ende um die linke Hand und versetzen Sie es in Vorspannung.
- Ziehen Sie den Nabel nach innen und führen Sie dann den linken Arm gegen den Widerstand des Bandes nach links hinten oben.
- Wiederholen Sie die Übung 8- bis 12-mal, wechseln Sie dann die Seite.
- Am Schluss der Übung ziehen Sie das Thera-Band mit einer Hand noch einmal schräg nach oben und halten diese Position etwa 6 bis 10 Sekunden lang. Erspüren Sie dann die Dehnung in der jeweiligen Seite.
- Wechseln Sie die Seite 2- bis 4-mal.

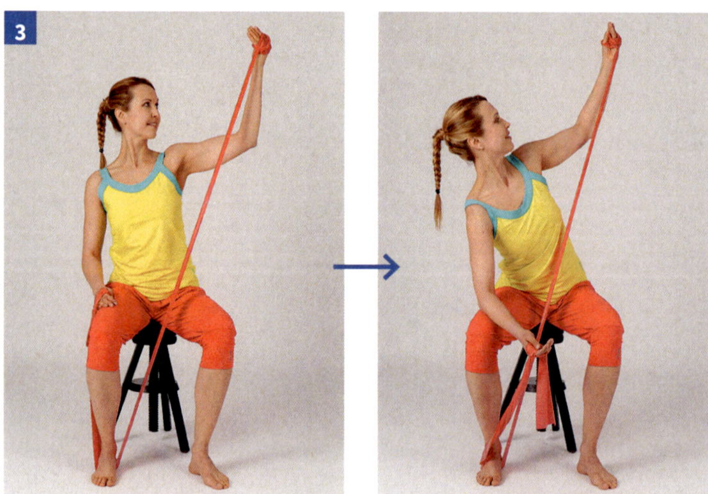

4. Kräftigung des Schultergürtels

Nach langen Sitzperioden stärkt diese Übung ausgezeichnet den Rücken.

- Stellen Sie sich mit hüftbreit geöffneten Beinen vor eine Tür, legen Sie das Thera-Band um einen Türgriff und halten Sie die Enden des Bandes vor dem Brustkorb fest.
- Die Knie sind etwas gebeugt, die Arme nach vorn gestreckt.
- Spannen Sie die Bauchmuskeln an, ziehen Sie den Nabel nach innen oben, gleichzeitig die Hände waagrecht zurück in Richtung Körper sowie die Schulterblätter zur Wirbelsäule und nach unten.
- Halten Sie die Spannung 6 bis 10 Sekunden an, lassen Sie dann los und strecken Sie die Arme wieder.
- Wiederholen Sie die Übung 6- bis 10-mal.

DARAUF ACHTE ICH

Konzentrieren Sie sich besonders auf das Heranziehen der Schulterblätter zur Wirbelsäule und lassen Sie unbedingt die Schultern unten.

Variante

a) Die Übung wie oben durchführen, jedoch die Hände, Ellbogen und Unterarme in Schulterhöhe zurückziehen.

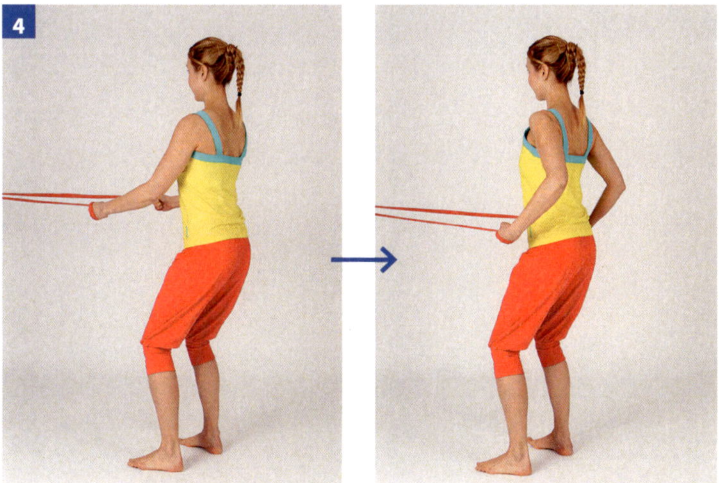

DARAUF ACHTE ICH

Achten Sie darauf, den Rücken aufrecht zu halten und die Schultern nicht hochzuziehen.

5. Seit-Twist mit dem Thera-Band

Eine schöne, effektive Übung für die geraden und schrägen Bauchmuskeln.

- Setzen Sie sich aufrecht auf den Boden und legen Sie das Thera-Band um beide Fußsohlen. Ober- und Unterschenkel stehen etwa im 90°-Winkel.
- Die Bandenden mit beiden Händen in Vorspannung vor der Brust halten.
- Drehen Sie dann den Oberkörper zur rechten Seite. Die Hände und das Thera-Band gehen dabei mit, der Kopf bleibt nach vorn gerichtet.
- Halten Sie die Spannung 6 bis 10 Sekunden lang. Dann bewegen Sie sich ganz langsam zur linken Seite. Die Spannung halten.
- Die Übung auf jeder Seite 6- bis 10-mal durchführen. Lassen Sie dabei den Atem fließen.

Variante

a) Die Bewegung fließend nach rechts und links ausführen.

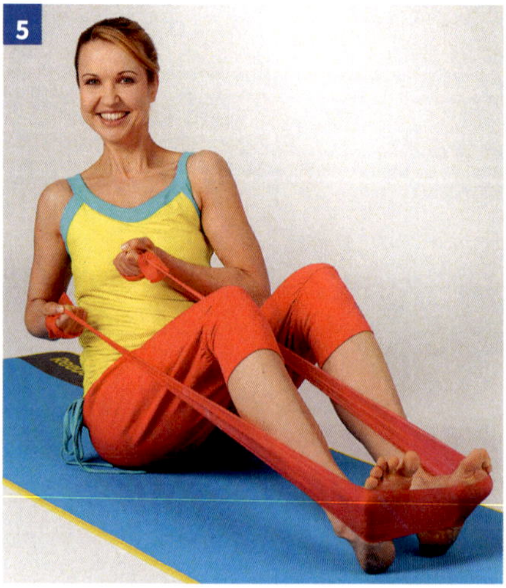
5

6. Bauchmuskeln stärken durch Kniedrücken

- Legen Sie sich auf den Boden und ziehen Sie die Knie zum Bauch. Legen Sie das Thera-Band über die Unterschenkel unterhalb der Knie und halten Sie die Enden am Boden fest.
- Die Arme liegen leicht gebeugt auf dem Boden neben dem Körper. Das Band ist vorgespannt.
- Spannen Sie dann Bauch und Beckenboden an, ziehen Sie den Nabel nach innen oben und drücken Sie die Knie gegen den Bandwiderstand senkrecht nach oben. Der Po hebt sich dabei ab. Atmen Sie beim Hochdrücken aus.
- Dann 2 bis 6 Sekunden diese Spannung halten und weiteratmen.
- Führen Sie 4 bis 8 Wiederholungen durch.

DARAUF ACHTE ICH

Die Knie nicht einfach nach vorn ziehen, sondern senkrecht nach oben schieben.

6

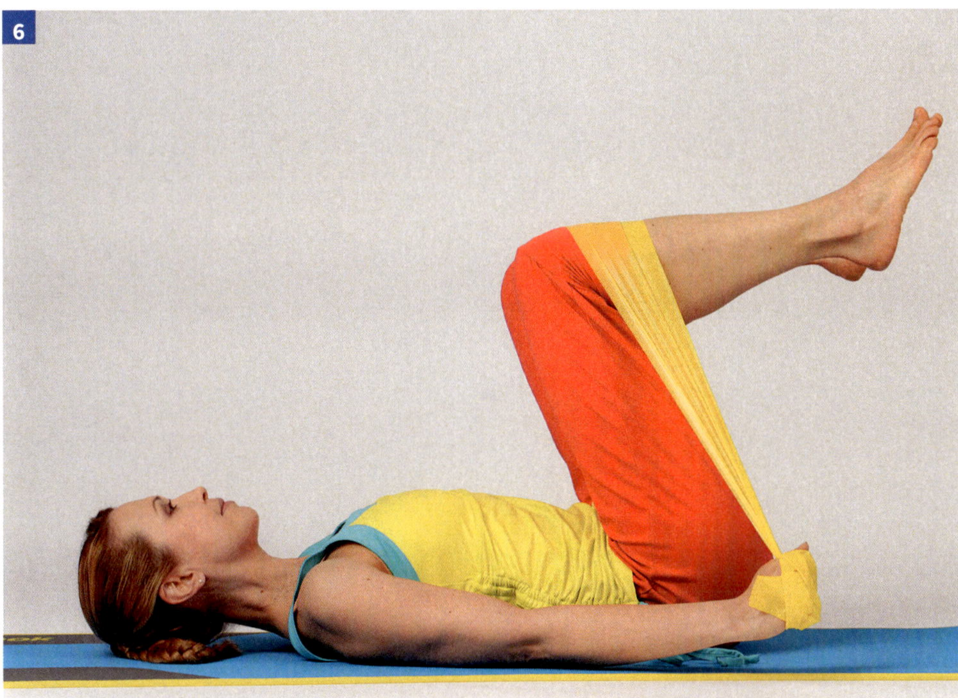

DARAUF ACHTE ICH

Gehen Sie bei der Streckung nicht ins Hohlkreuz, sondern halten Sie die Spannung im Bauchbereich.

7. Den Rücken im Vierfüßlerstand stabilisieren

- Begeben Sie sich in den Vierfüßlerstand. Wickeln Sie die Enden eines Thera-Bandes um eine Hand und knien Sie sich mit dem Knie (auch diagonal) auf das andere Ende des Thera-Bandes.
- Dann die Hände mit dem Thera-Band etwa unter den Schultern aufsetzen, sodass das Band in einer Vorspannung ist. Der Rücken ist dabei gerade, die Stirn zeigt nach unten.
- Spannen Sie dann die Bauchmuskeln an und heben Sie einen Arm gegen den Widerstand des Bandes schräg nach oben an.
- Die Spannung 6 bis 10 Sekunden halten. Dann diese Hand aufsetzen und mit dem anderen Arm üben.
- Wiederholen Sie die Übung für jede Seite 6- bis 10-mal.

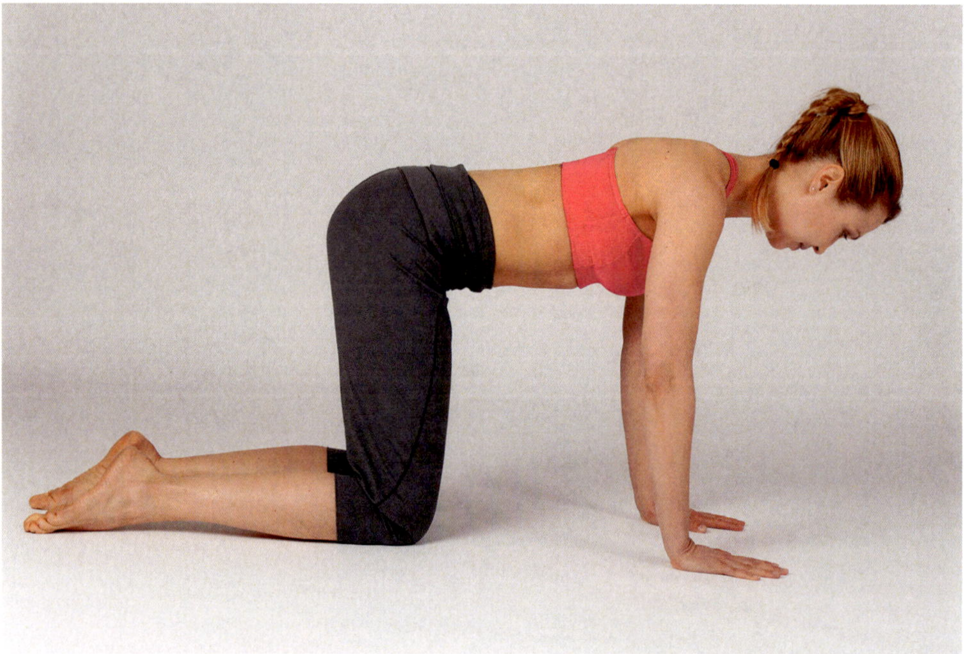

Ausgangsstellung wie auf S. 62

7

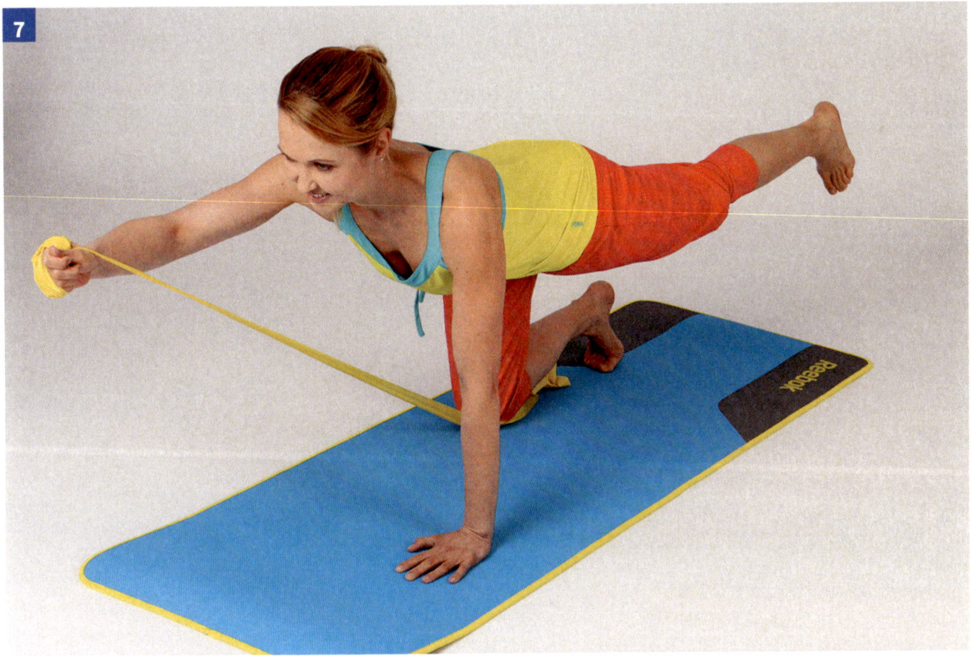

Bauchübungen

Menschen mit Osteoporose sitzen häufig mit vorgeneigtem Oberkörper und liegen in Rückenlage mit Unterstützung der Schulter-Nacken-Region durch große Kissen, damit die Rundrückenhaltung schmerzfrei eingenommen werden kann. Eine Folge davon ist, dass die Bauchmuskeln erschlaffen, es kommt zur Beckenvorkippung. Gute Bauchmuskeln sind jedoch wichtig, denn sie schützen und kräftigen die Wirbelsäule! In dieser Übungsreihe finden Sie sechs effiziente Bauchmuskelübungen.

DARAUF ACHTE ICH

- Je länger Sie fahren, umso besser werden dabei auch der Stoffwechsel, die Atmung und der Kreislauf angeregt.
- Achten Sie unbedingt darauf, dass der untere Rücken am Boden bleibt.

1. Bicycle-Methode

Diese Übung eignet sich bestens für ein Üben zwischendurch. Selbst auf einem nicht zu weichen Sofa kann sie abends, z. B. beim Fernsehen, eingeschoben werden.

- Legen Sie sich mit dem Rücken auf den Boden und legen Sie die Arme neben den Körper.
- Ziehen Sie beide Knie bis zum Bauch. Fahren Sie nun mit den Beinen Rad, mal schneller, mal langsamer. Wechseln Sie mit Vor-, Rückwärts- und Seitlichfahren ab. Dadurch werden nicht nur die geraden, sondern auch die übrigen Bauchmuskeln gekräftigt.
- Halten Sie bei der Übung den ganzen Rücken fest auf dem Boden und atmen Sie gleichmäßig.
- Versuchen Sie die Übung 30 Sekunden lang durchzuhalten und machen Sie dann eine kurze Pause. Wiederholen Sie die Übung 4- bis 6-mal.

Variante

a) Für Fortgeschrittene: Wie oben, jedoch die Hände an den Hinterkopf legen und Kopf und Schultern dabei ein wenig anheben, aber nicht einrollen. Den Kopf in Verlängerung der Wirbelsäule halten. Je flacher Sie radeln, umso mehr Kraft müssen die Bauchmuskeln aufbringen.

1

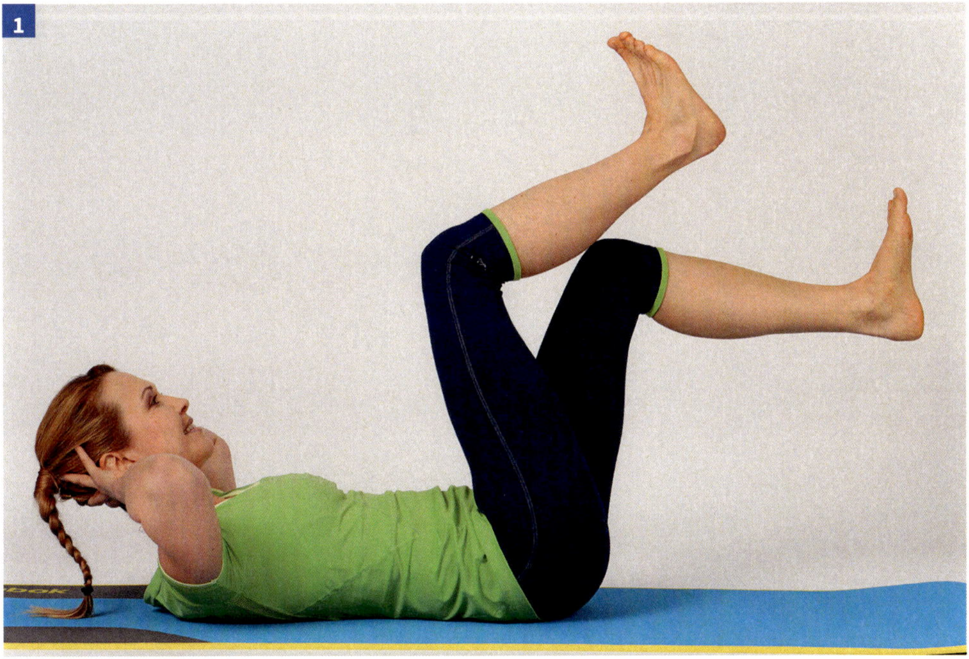

DARAUF ACHTE ICH

Ein Handtuch kann am Anfang eine kleine Hilfestellung beim Üben geben. Wichtig: Die Kraft kommt aus den Bauchmuskeln. Üben Sie langsam und ohne Schwung!

2. Mit Handtuch für die geraden Bauchmuskeln

- Legen Sie sich auf ein Handtuch auf den Boden und stellen Sie die Beine auf. Fassen Sie mit beiden Händen die Handtuchenden unter Ihrem Kopf. Dann Bauch und Beckenboden fest anspannen und den Bauchnabel nach innen und oben ziehen.
- Jetzt Kopf und Schultern, während Sie ausatmen, mit Hilfe des Handtuchs anheben, aber darauf achten, dass Hinterkopf und Rücken eine Linie bilden.
- Diese Position 6 bis 10 Sekunden halten, dann den Oberkörper langsam wieder senken, ohne ihn abzulegen.
- 4- bis 6-mal wiederholen; später 6- bis 10-mal.

Variante

a) Wenn der Oberkörper angehoben ist, 6- bis 10-mal diesen in minimalen kurzen Bewegungen auf und ab wippen.

2

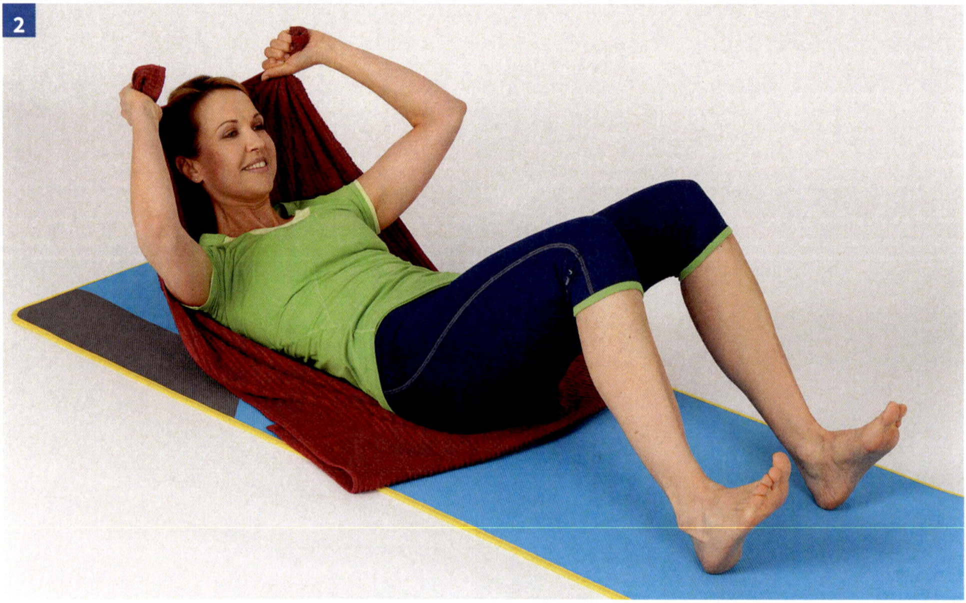

3. Mit Handtuch für die schrägen Bauchmuskeln

- Für diese Übung nehmen Sie die gleiche Ausgangsstellung wie bei Übung 2 ein.
- Kopf und Schultern anheben, während Sie ausatmen, dann einatmen. Nun den rechten Handtuchzipfel mit der rechten Hand zur linken Seite ziehen, während Sie ausatmen. Der Oberkörper dreht sich dabei leicht nach links. Beim Einatmen wieder zurückkehren, ohne jedoch den Oberkörper abzulegen; danach zur anderen Seite.
- Jede Seite 2- bis 4-mal wiederholen. Danach kurz entspannen. Machen Sie insgesamt 2 bis 4 Durchgänge.

DARAUF ACHTE ICH

Achten Sie bei dieser Übung auf einen geraden Rücken!

4. Den Rücken stabilisieren

- Setzen Sie sich mit aufrechtem Rücken und gerader Wirbelsäule auf den Boden und stellen Sie die Beine auf, sodass Ober- und Unterschenkel etwa einen rechten Winkel bilden.
- Legen Sie die Hände an die Außenseiten der Knie. Machen Sie den Nacken lang, halten Sie die Schultern unten und stellen Sie sich vor, das Brustbein in Richtung Decke heben zu wollen.
- Dann beim Ausatmen die Bauch- und Beckenbodenmuskeln anspannen, den Bauchnabel nach innen ziehen und den Oberkörper langsam zurückneigen, bis die Arme gestreckt sind. Die Hände bleiben dabei entweder an den Außenseiten der Knie oder werden ein wenig von den Knien weg nach oben angehoben. Die Handflächen zeigen nach innen.
- Ganz wichtig: Der Rücken bleibt dabei gerade! Spüren Sie die Anspannung in den Bauchmuskeln. Dann einatmen und sich wieder aufsetzen, das Becken aufrollen, sich aufsetzen und die Wirbelsäule strecken.
- Die Übung 6- bis 8-mal wiederholen.

Variante

a) In der Endposition, wenn die Arme gestreckt sind und die Bauchspannung gut fühlbar ist, einige Male ein- und ausatmen, dann sich wieder aufrichten.

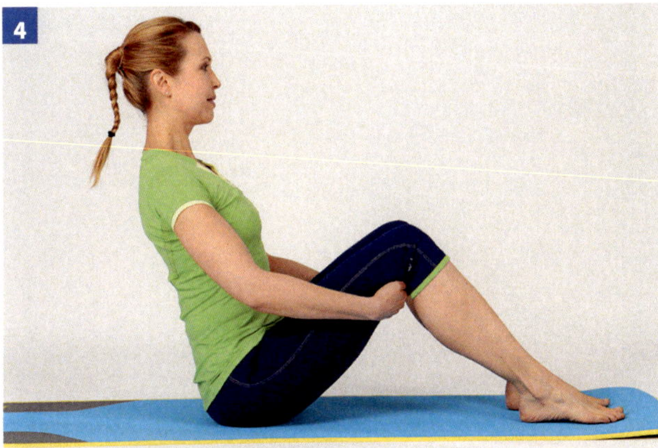

4

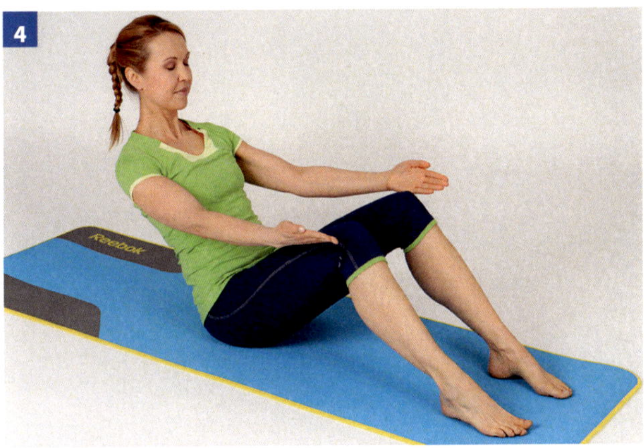

4

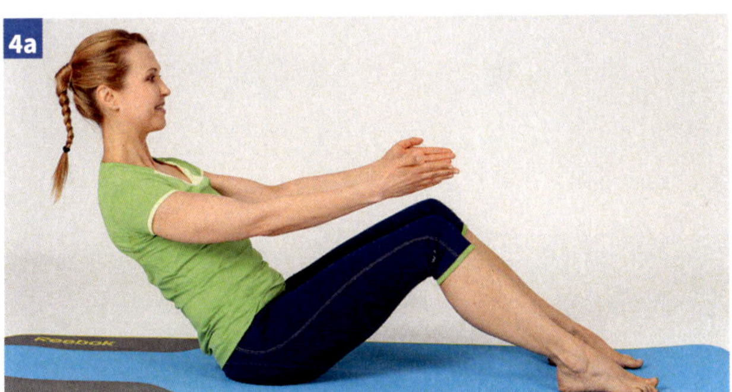

4a

DARAUF ACHTE ICH

Beginnen Sie langsam, achten Sie auf die Spannung in der Bauchmuskulatur, atmen Sie ruhig und steigern Sie allmählich die Wiederholungen.

5. Beinstrecken

- Setzen Sie sich mit aufgestellten Beinen auf den Boden und lehnen Sie den Oberkörper etwa 45 Grad nach hinten. Die Hände möglichst so hinter dem Rücken aufstellen, dass die Fingerspitzen nach vorn zeigen. Die Ellbogen sind leicht angebeugt.
- Strecken Sie dann das rechte Bein nach vorn und heben Sie es ein klein wenig vom Boden ab. Die Bauchmuskeln dabei gut anspannen und den Nacken lang lassen.
- Halten Sie diese Position 8 bis 12 Sekunden, während Sie gelöst weiteratmen. Danach das Bein wechseln.
- Jede Seite 4- bis 6-mal wiederholen.

Variante

a) Das gestreckte Bein minimal auf und abwippen.

5

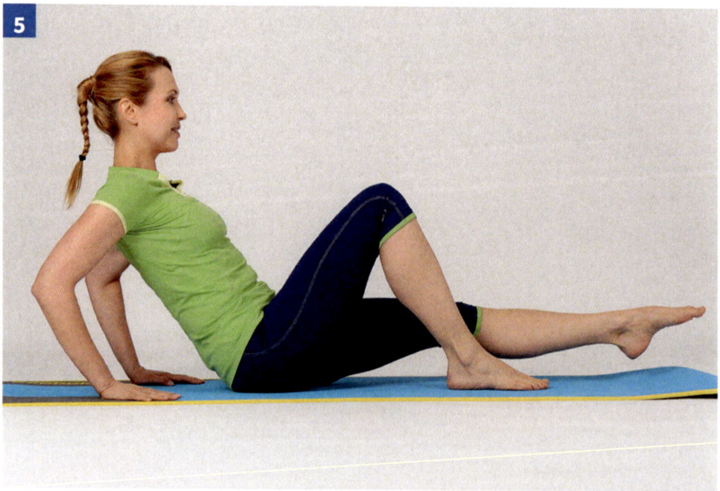

6. Boden drücken – starker Rücken

- Legen Sie sich auf den Boden und stellen Sie die Füße auf. Stellen Sie dann die Fersen sowie die Ellbogen auf den Boden, indem Sie die Füße und Unterarme aufstellen.
- Spannen Sie dann die Bauch- und Beckenbodenmuskeln an und drücken Sie sich beim Ausatmen mit den Ellbogen nach oben. Der Kopf befindet sich in einer Linie mit der Wirbelsäule.
- Spannen Sie den Rumpf steif wie ein Brett an. Atmen Sie in dieser Position 2- bis 4-mal ein und aus. Dann legen Sie sich zurück und entspannen sich kurz.
- Die Übung 4- bis 6-mal wiederholen.
- Schluss: Zur Dehnung der Bauchmuskeln stellen Sie in der Rückenlage die Beine auf, strecken die Arme zur Seite und legen die Knie zuerst zur rechten Seite ab.
- Halten Sie die Stellung 30 Sekunden lang; dann wechseln Sie auf die linke Seite. Auch hier die Stellung 30 Sekunden halten.

DARAUF ACHTE ICH

Wichtig: Beim Schluss achten Sie darauf, dass die Schultern auf beiden Seiten am Boden liegen. Gehen Sie mit den Knien nur so weit zur Seite, dass Sie keine Rückenschmerzen bekommen.

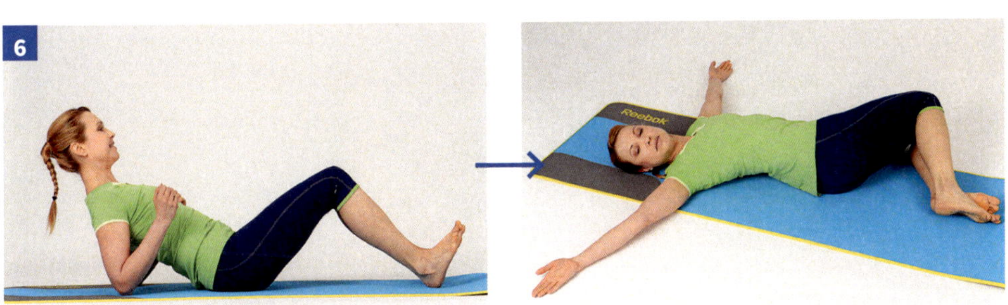

Rumpfübungen für Anfänger

Bei dieser Übungssequenz geht es darum, mehrere Muskeln gleichzeitig zu aktivieren. Ihre Wirbelsäule dankt es Ihnen, wenn Sie nicht nur den Rücken, sondern auch den Bauch trainieren. Gewöhnlich vergessen wir bei Rückenschmerzen, dass wir auch eine Vorderseite haben – oft nämlich kommen Rückenbeschwerden daher, dass die Bauchmuskeln als sogenannte Gegenspieler der Rückenmuskeln nicht richtig mitarbeiten, sondern die Rückenmuskeln die ganze Arbeit machen müssen. Auch hier geht es also wieder um einen ausgleichenden Muskelaufbau, der Ihren Rumpf stabilisiert und Ihren Knochen guttut. Und nicht zu vergessen: Ein gekräftigter Rumpf fühlt sich einfach besser an.

1. Shaker

Das ist eine intensive Übung für die tiefen Haltemuskeln. Führen Sie die Übung so oft wie möglich aus.

- Stellen Sie sich mit den Füßen hüftbreit auf den Boden und halten Sie die Knie leicht gebeugt. Winkeln Sie die Ellbogen an und legen Sie die Handflächen vor dem Brustkorb zusammen, sodass die Fingerspitzen nach oben zeigen.
- Spannen Sie dann die Bauch- und Beckenbodenmuskeln gut an und ziehen Sie den Nabel nach innen. Ziehen Sie dabei die Schulterblätter in Richtung Po.
- Stellen Sie sich nun vor, Sie hätten einen Shaker zwischen Ihren Händen, den Sie in blitzschnellen und kleinen Bewegungen hin und her, nach rechts und links schütteln, als wollten Sie etwas mixen. Dabei natürlich weiteratmen. Halten Sie dabei Rumpf und Becken ganz stabil.
- Achten Sie darauf, dass Sie dabei nicht die Schultern hochziehen. Zunächst 8 bis 12 Sekunden, dann die Schüttelbewegung steigern bis auf 30 Sekunden.

- Auch tagsüber immer wieder mal stehenbleiben und diese sehr effektive Übung ausführen.
- Die Übung wird leichter, wenn Sie sie im Sitzen auf einem Stuhl ausführen.

1

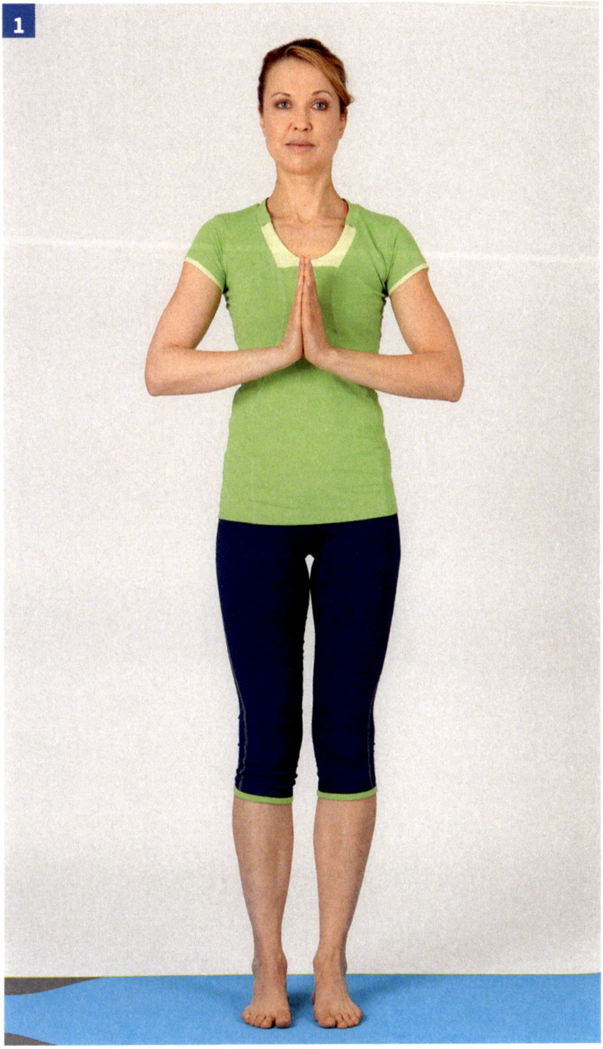

DARAUF ACHTE ICH

Die nach unten gerichtete Schulter hinten und unten halten und das Becken möglichst nicht verschieben. Zwischendurch die Bauchmuskeln entspannen und zum Bauch atmen.

2. Seitbeugen

- Stellen Sie sich aufrecht auf den Boden. Die Füße stehen beckenbreit auseinander. Die Arme hängen neben dem Körper entspannt nach unten.
- Spannen Sie nun Bauch und Beckenboden kräftig an und beugen Sie den Oberkörper zur rechten Seite, während Sie ausatmen.
- Die rechte Hand gleitet am Oberschenkel bis zum Knie hinab. Die unterste Rippe und das Becken nähern sich an. Der Oberkörper bleibt dabei gerade nach vorn gerichtet.
- Wichtig: Die linke Schulter hinten und unten halten. Bleiben Sie 2 bis 4 Atemzüge in dieser Position, dann richten Sie sich auf, während sie einatmen. Nun die Übung diagonal ausführen (linke Hand, rechtes Bein).
- Jede Seite 4- bis 8-mal wiederholen. Diese Übung können Sie auch im Sitzen ausführen.

Variante

a) Verstärkung der Übung: Die gleiche Übung wie oben, jedoch eine Wasserflasche oder Hantel in die nach unten gleitende Hand nehmen. Die Hand des oberen Armes an den Hinterkopf legen.

2

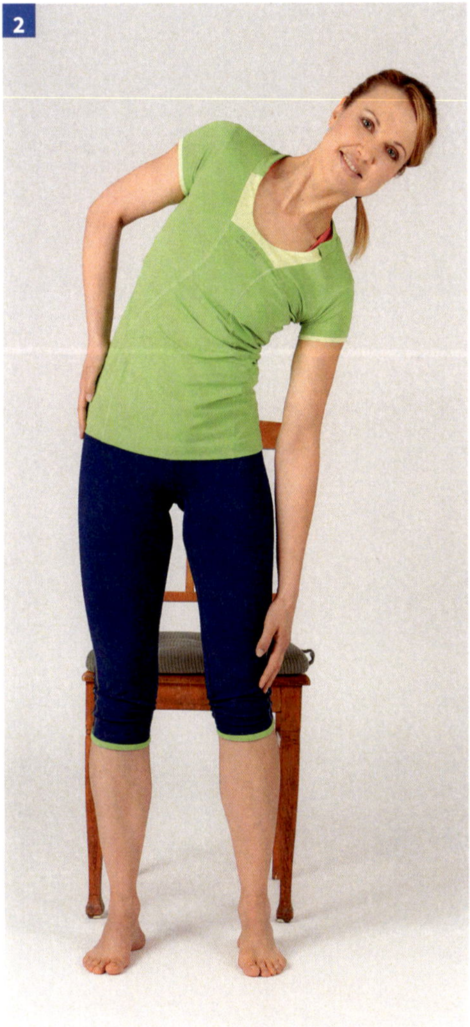

2a

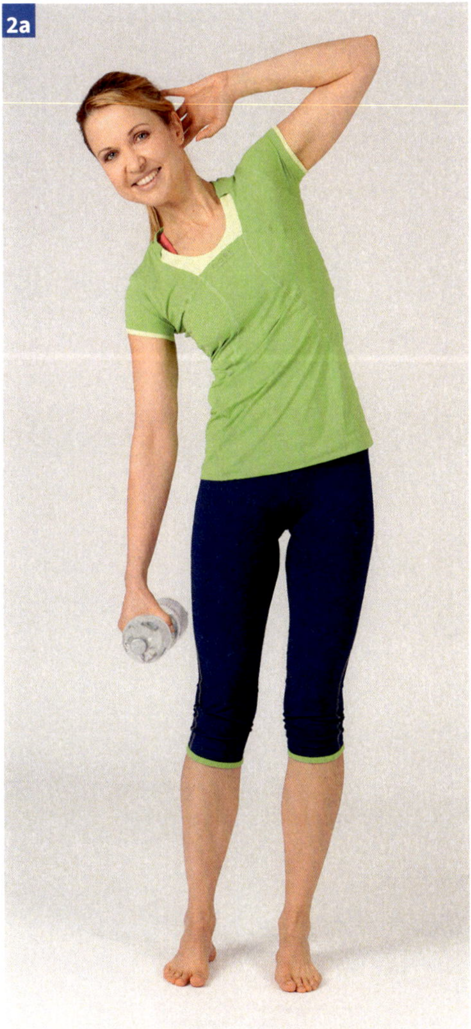

3. Sitz-Twist

- Setzen Sie sich aufrecht auf den Boden und stellen Sie die Füße hüftbreit auf. Die Fersen aufstellen und die Fußspitzen nach oben ziehen.
- Strecken Sie beide Arme waagrecht zur Seite und richten Sie beim Einatmen die Wirbelsäule auf. Dann drehen Sie sich, während Sie ausatmen, zu einer Seite und machen in dieser Position 4 bis 8 minimale Wippbewegungen nach hinten.
- Drehen Sie sich dann zurück. Danach ausatmen und gleichzeitig zur anderen Seite drehen. Wiederholen Sie jede Seite 4- bis 8-mal.

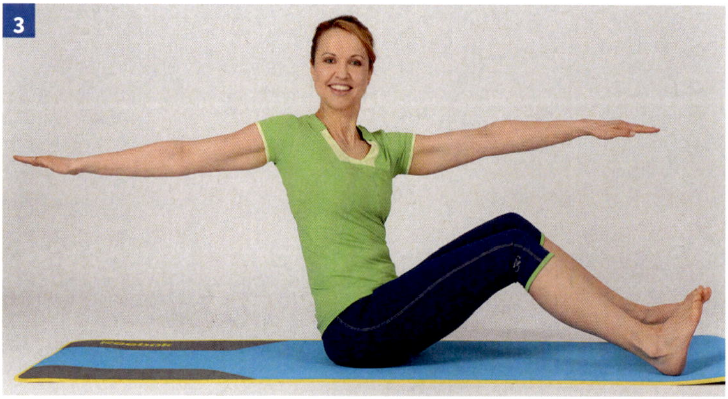

DARAUF ACHTE ICH

Dehnen Sie zwischendurch immer wieder einmal nach eigenem Gutdünken Ihre Bauchmuskeln, indem Sie in der Rückenlage die Beine aufstellen und das Becken anheben.

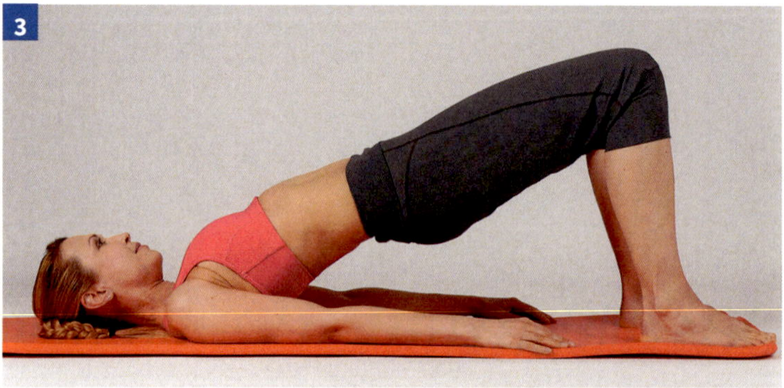

4. Seit-Twist

- Setzen Sie sich auf den Boden und stellen Sie die Füße hüftbreit auf. Stellen Sie die Fersen auf, sodass die Fußspitzen nach oben zeigen.
- Verschränken Sie dann die Arme vor dem Brustkorb und lehnen Sie den Oberkörper mit gerader Wirbelsäule schräg nach hinten.
- Drehen Sie jetzt den Oberkörper ganz langsam von einer Seite zur anderen. Verbleiben Sie in jeder Endposition 4 bis 8 Sekunden. Halten Sie den Atem dabei nicht an, sondern lassen Sie ihn fließen.
- Führen Sie 8 bis 12 Drehungen durch. Dann entspannen Sie sich. Wiederholen Sie die Übung 2- bis 4-mal.

Varianten

a) Verschränken Sie die Hände und führen Sie die gestreckten Arme im Wechsel nach rechts und links oben.
b) Noch intensiver ist folgende Variante: Übung wie oben, dabei die Unterschenkel aber vom Boden anheben und die Fußgelenke überkreuzen.
c) Auch eine schöne Variante: Ein zusammengerolltes Handtuch oder ein Kissen in die Hände nehmen und im Wechsel rechts und links neben sich auf dem Boden auftippen.

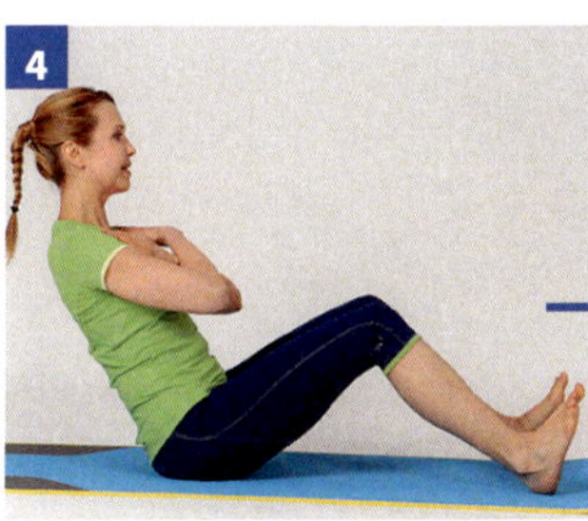

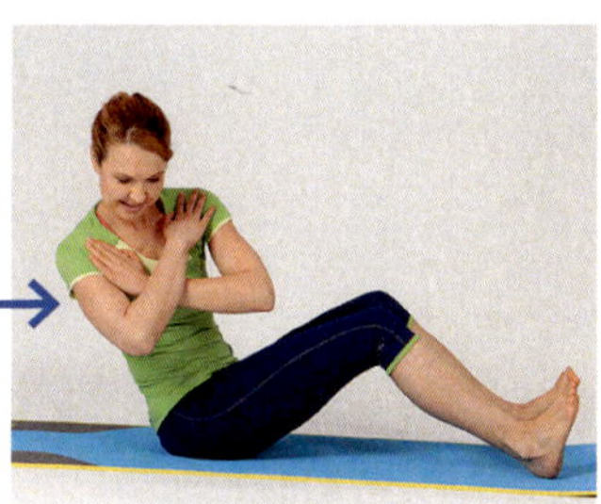

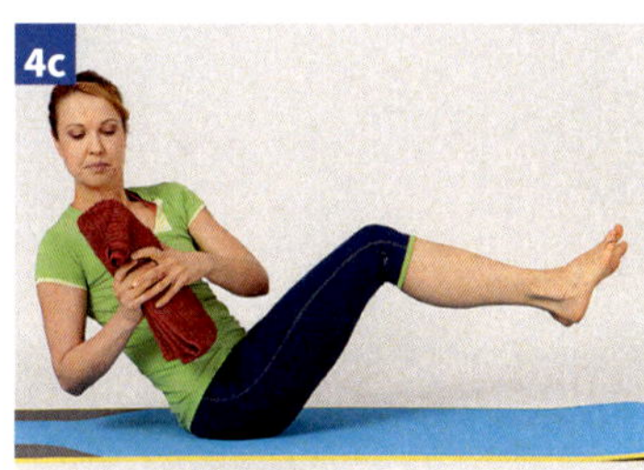

DARAUF ACHTE ICH

Achten Sie darauf, dass die Schultern auf beiden Seiten am Boden liegen. Gehen Sie mit den Knien nur so weit zur Seite, dass Sie keine Rückenschmerzen bekommen. Sie können sich auch ein gefaltetes Handtuch unter die Knie legen.

5. Twist im Liegen

- Legen Sie sich auf den Rücken und stellen Sie die Beine auf. Die Arme liegen waagrecht zur Seite.
- Ziehen Sie die Knie so weit zum Bauch, dass sich die Unterschenkel parallel zum Boden befinden. Spannen Sie die Bauch- und Beckenbodenmuskeln an und legen Sie die Knie beim Ausatmen langsam nach rechts ab.
- Atmen Sie beim Anheben ein, dann ausatmen und gleichzeitig nach links ablegen. Die Spannung im Körper halten.
- Wiederholen Sie die Übung langsam 6- bis 10-mal.

Varianten

a) Intensivierung: Die Übung wie oben durchführen, jedoch die Knie nicht ganz auf dem Boden ablegen. Achten Sie darauf, dass der ganze Rücken am Boden bleibt.

5

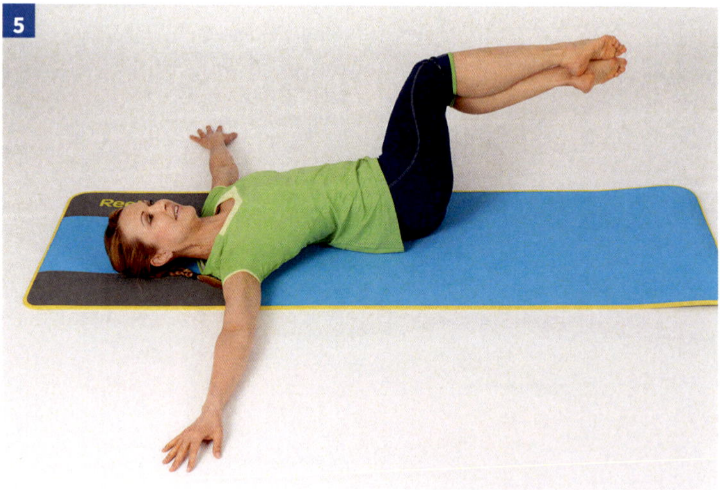

6. Seitbeugen im Liegen

- Legen Sie sich auf den Rücken und stellen Sie die Füße hüftbreit auf. Ziehen Sie die Fußspitzen nach oben.
- Heben Sie nun den Oberkörper etwas an und legen Sie die Hände an die Beckenschaufeln.
- Dann Bauch- und Beckenbodenmuskeln anspannen, den Nabel nach innen ziehen und den Rumpf zu einer Seite neigen. Die unterste Rippe nähert sich dabei dem Becken.
- Bleiben Sie 6 bis 10 Sekunden in dieser Position und atmen Sie natürlich weiter.
- Achten Sie darauf, dass der Kopf eine Linie mit der Wirbelsäule bildet und das Gesicht und das Brustbein nach oben zur Decke zeigen. Wechseln Sie langsam zur anderen Seite.
- Wiederholen Sie jede Seite 6- bis 10-mal.

DARAUF ACHTE ICH

Kopf und Wirbelsäule bilden bei dieser Übung eine Linie.

6

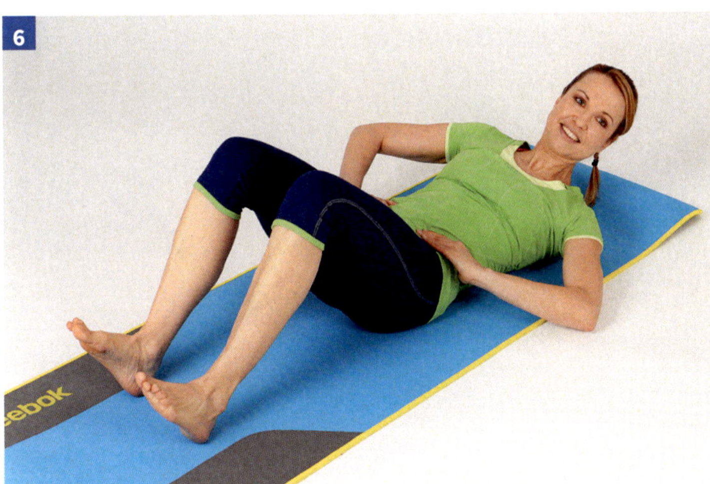

Rumpfübungen für Fortgeschrittene

In dieser Übungssequenz stärken Sie die nun bereits geübten Muskeln weiter. Sie stabilisieren die gesamte Körpermitte und sorgen damit nicht nur für festere Knochen, sondern auch für eine schlankere Taille. Es werden nun vor allem die queren, die schrägen und die tiefen Bauchmuskeln gekräftigt, ohne dass die Rückenmuskeln zu kurz kommen.

DARAUF ACHTE ICH

Die Bauch- und Beckenbodenmuskeln anspannen, bevor der Oberkörper abgehoben wird.

1. Den Oberkörper seitlich anheben

- Legen Sie sich auf den Rücken und stellen Sie die Beine auf. Legen Sie dann die Hände an den Kopf, sodass die Ellbogen nach außen zeigen, und legen Sie die Knie zur rechten Seite ab.
- Aktivieren Sie, während Sie ausatmen, die Bauch- und Beckenbodenmuskeln und heben Sie Kopf und Schultern an, aber nur so weit, dass Rücken und Hinterkopf eine Linie bilden. Die unteren Rippen nähern sich dem Becken.
- Mit dem Einatmen legen Sie sich wieder zurück, aber nur bis kurz über dem Boden.
- Wiederholen Sie die Übung 15- bis 20-mal. Dann führen Sie die Übung auf der anderen Seite durch. Versuchen Sie 4 bis 6 Durchgänge.

1

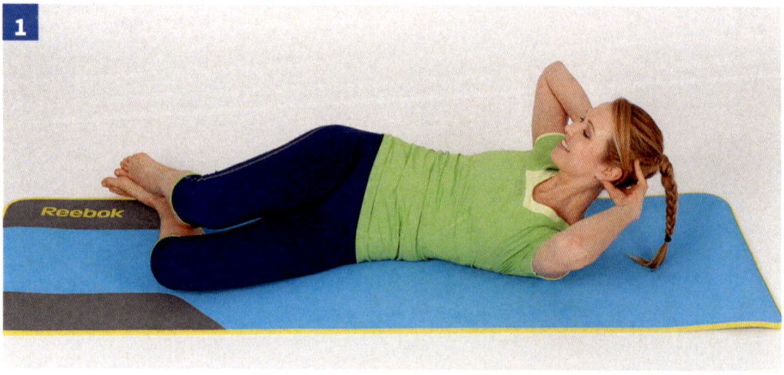

2. Seitliches Heben mit gestreckten Beinen

- Legen Sie sich auf die rechte Seite und halten Sie zunächst Rumpf und Beine in einer Linie.
- Strecken Sie nun den unteren rechten Arm waagrecht nach vorn, wobei die Handfläche nach oben zeigt. Dann das obere linke Bein vor dem rechten auf dem Boden gestreckt ablegen.
- Spannen Sie nun mit dem Ausatmen die Bauchmuskeln an und ziehen Sie den Nabel nach innen, heben Sie gleichzeitig den Kopf an und schauen Sie über die linke Hand hinweg in die Ferne.
- Ziehen Sie die Rippen in Richtung Hüftknochen und führen Sie in dieser Position minimale Wippbewegungen aus.
- Führen Sie 15 bis 20 Wiederholungen durch. Dann legen Sie sich bis kurz über dem Boden zurück.
- Machen Sie 4 bis 6 Sätze, und führen Sie dann die Übung mit der anderen Seite durch.

DARAUF ACHTE ICH

Sie können den rechten Fuß direkt vor dem linken aufsetzen oder auch etwas weiter vorn.

2

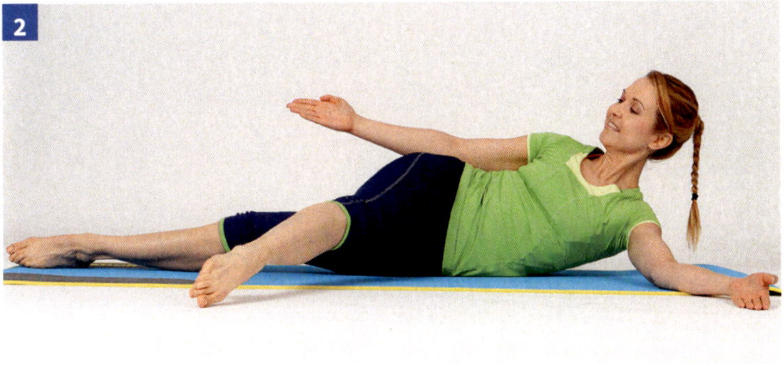

DARAUF ACHTE ICH

Achten Sie darauf, dass Sie in den Schultern nicht zusammensacken! Schieben Sie den Stützarm wie ein Teleskop in den Boden und versuchen Sie, Raum im Schultergelenk zu schaffen und die Brust zu weiten.

3. Oberkörperwippe

- Legen Sie sich auf die rechte Seite und stützen Sie sich auf dem rechten Unterarm ab. Winkeln Sie die Beine etwas an, sodass die Unterschenkel nach hinten zeigen. Rumpf und Oberschenkel bilden dabei eine Linie.
- Atmen Sie aus und heben Sie währenddessen Becken, Oberschenkel und Oberkörper an, und zwar in einer geraden Linie.
- Ziehen Sie den Bauchnabel nach innen und halten Sie die Spannung 8 bis 12 Sekunden lang, dann den Oberkörper bis kurz vor dem Boden senken.
- Führen Sie die Übung 4- bis 6-mal durch, dann wechseln Sie auf die andere Seite.
- Wiederholen Sie die Übung auf jeder Seite 2- bis 4-mal.

Variante

a) Die Übung wie oben durchführen, jedoch mit gestreckten Beinen.

3

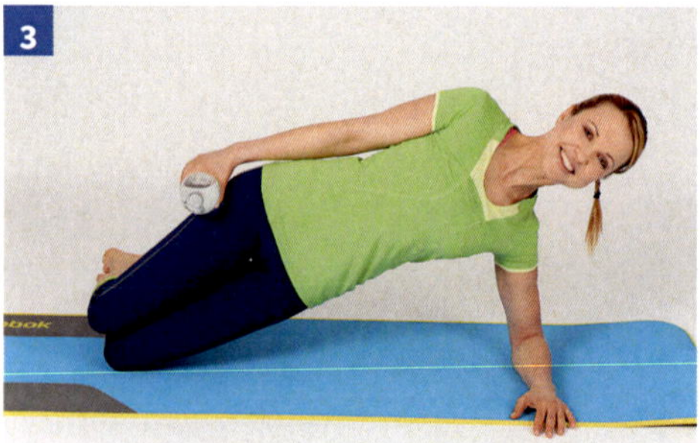

3a

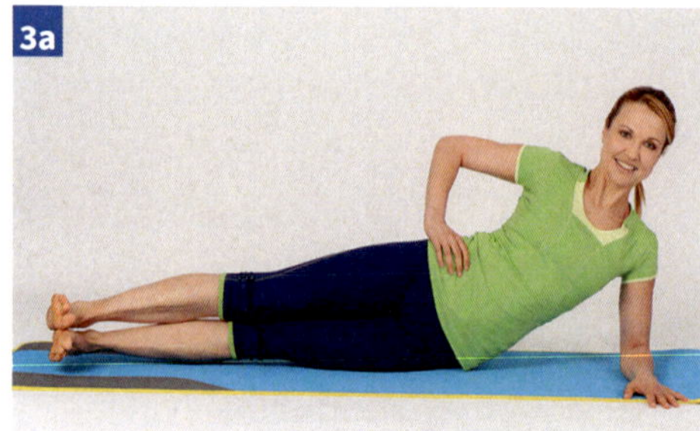

4. Körpermitte kräftigen im Kniestand

- Knien Sie sich auf eine dicke Matte oder auf ein zusammengelegtes Handtuch oder einen Teppich. Strecken Sie dann zunächst beide Arme in Schulterhöhe nach vorn aus.
- Dann die Gesäß- und Bauchmuskeln anspannen, den Nabel nach innen ziehen und den Oberkörper mit gerader Wirbelsäule ein wenig nach hinten neigen und etwas nach links drehen.
- Dann die linke Hand in Richtung Ferse oder schräg nach hinten und unten ziehen. Diese Spannung 8 bis 12 Sekunden halten, dann langsam nach rechts drehen und die Bauchspannung beibehalten. Dabei die Arme wechseln.
- Jede Seite 6- bis 10-mal wiederholen.

DARAUF ACHTE ICH

Gehen Sie nicht zu weit zurück, sondern nur so weit, dass Sie den Rumpf noch gut halten können. Unbedingt ein Hohlkreuz vermeiden und den Bauch gut anspannen!

4

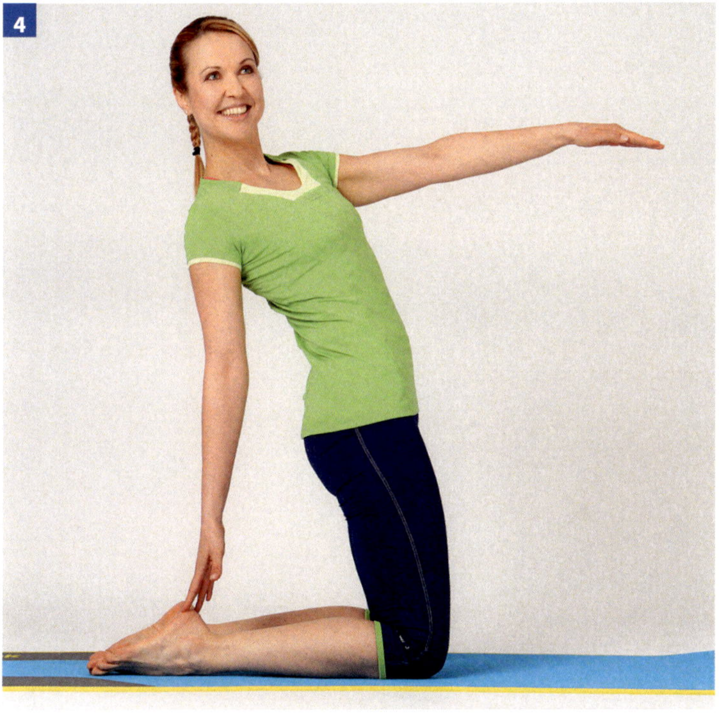

DARAUF ACHTE ICH

Achten Sie darauf, dass Gesicht und Oberkörper immer nach vorn zeigen. Sie werden dann schnell die quer liegenden Bauchmuskeln spüren.

5. Bein zu Ellbogen in Seitlage

- Nehmen Sie eine gestreckte Seitlage ein und strecken Sie den unteren Arm in Schulterhöhe nach vorn.
- Ziehen Sie nun das untere Knie etwas hoch, sodass Sie stabiler liegen.
- Legen Sie die obere Hand an den Hinterkopf oder die Kopfseite. Dann beim Ausatmen den Nabel nach innen ziehen, den Bauch anspannen und Oberkörper und Kopf gleichzeitig mit dem gestreckten oberen Bein anheben, sodass diese Körperseite eine Linie bildet.
- Die Spannung 8 bis 12 Sekunden anhalten, dann bis kurz über dem Boden zurücklegen.
- Die Übung 4- bis 6-mal wiederholen. Dann auf die andere Seite wechseln.

Varianten

a) Wenn Oberkörper und oberes Bein bis in die Waagrechte angehoben sind, kleine minimale Wippbewegungen auf und ab machen.

b) Das Bein langgestreckt hochheben und versuchen, mit dem Ellbogen das Bein zu erreichen. Nicht reißen!

5

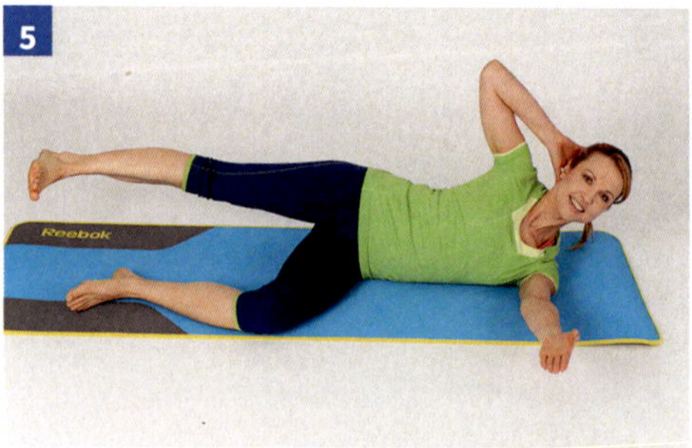

5b

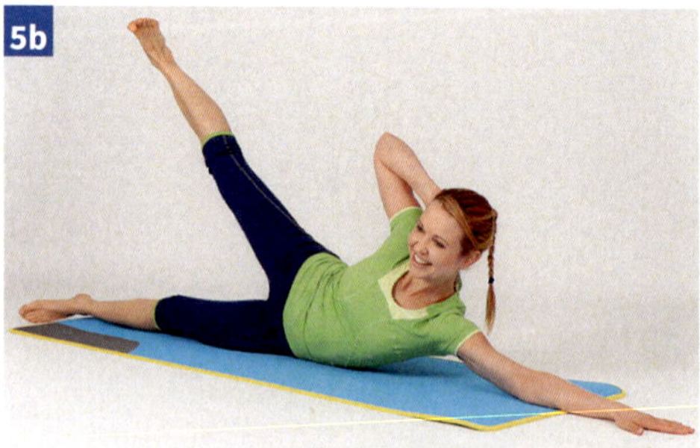

6. Schräge Bauchmuskeln

- Legen Sie sich auf den Rücken und stellen Sie die Beine auf. Ziehen Sie die Fußspitzen nach oben und legen Sie den rechten Arm in Verlängerung der Schulter waagrecht zur Seite.
- Den anderen Arm im Ellbogengelenk beugen und die linke Hand an den Hinterkopf legen.
- Nun die Bauchmuskeln gut anspannen, Kopf, Ellbogen und linke Schulter etwas vom Boden anheben und den Oberkörper leicht nach rechts drehen.
- Die linke Schulter diagonal in Richtung Knie ziehen. Halten Sie die Spannung 8 bis 12 Sekunden an, dann bis kurz über dem Boden zurücklegen.
- Wiederholen Sie die Übung 4- bis 6-mal und wechseln Sie dann auf die andere Seite.

DARAUF ACHTE ICH

Der Kopf liegt auf der Hand, nicht an ihm ziehen. Die obere Schulter (!) in Richtung Knie bewegen.

Variante

a) Die Übung wie oben durchführen, jedoch zu Beginn den rechten Fuß auf das linke Knie legen.

6a

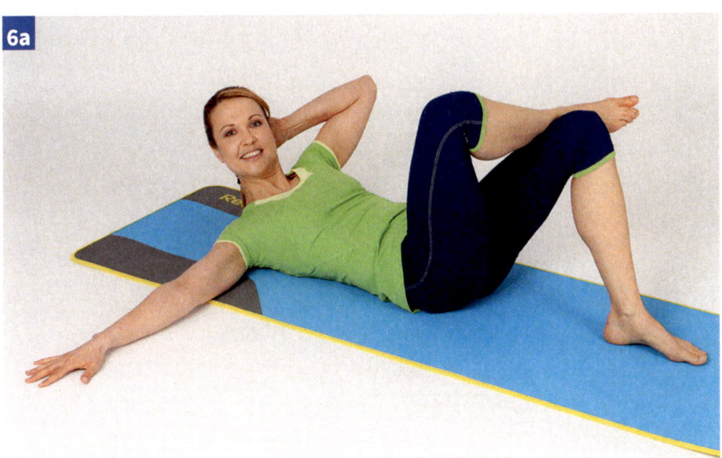

Spezialübungen für die Ganzkörperspannung

Diese Übungen haben es in sich. Sie sind weniger am Anfang Ihres Trainings geeignet, sondern erst nachdem Sie schon etwas Übung haben. Mit dieser Übungsreihe aktivieren Sie Ihre Bauch-, Rücken- und Rumpfmuskeln gleichermaßen. Dadurch wird der ganze Körper stabilisiert, und die Durchblutung der Organe und die Knochenversorgung kommen richtig in Gang. Die Übungen sorgen für eine Entlastung der Lendenwirbelsäule und helfen gegen Rückenprobleme.

DARAUF ACHTE ICH

Halten Sie während der ganzen Übung den unteren Rücken mit Hilfe der Bauchmuskeln auf dem Boden.

1. Bauch anspannen mit Beinkick

- Legen Sie sich auf den Boden und heben Sie beide Beine im rechten Winkel an, sodass sich die Unterschenkel parallel zum Boden befinden.
- Dann den Kopf und beide Arme neben dem Körper etwas anheben, während die Handflächen nach oben zeigen.
- Spannen Sie den Bauch gut an und bewegen Sie die Arme minimal in dynamischen Bewegungen auf und ab. Gleichzeitig das rechte und das linke Bein im Wechsel strecken, indem Sie jeweils die Ferse des sich bewegenden Beines in der Luft nach vorn schieben.
- Die Übung für jedes Bein 4- bis 8-mal ausführen. Dann kurz zurücklegen und entspannen.
- Führen Sie insgesamt 4 bis 6 Wiederholungen durch.

Variante

Legen Sie sich nicht ganz zurück, sondern nur bis kurz über dem Boden und wiederholen Sie die Übung 6- bis 8-mal.

1

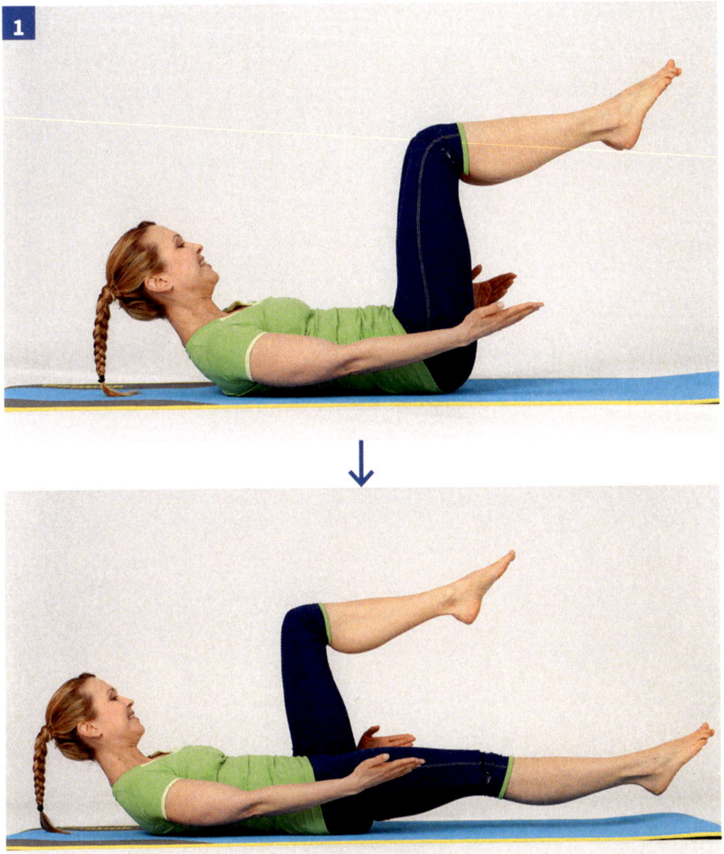

DARAUF ACHTE ICH

Bewegen Sie die Beine nur senkrecht auf und ab und ziehen Sie sie nicht nach vorn oder hinten.

2. Beckenlift für die tiefen Bauchmuskeln und den unteren Rücken

Die Beckenliftübungen sind sehr gut für die tiefen unteren Bauchmuskeln und den Rücken. Am Anfang sind sie nicht ganz einfach, aber mit der Zeit wird es immer besser gehen.

- Legen Sie sich auf den Boden und strecken Sie die Arme in Schulterhöhe zur Seite. Handflächen nach unten.
- Heben Sie dann beide Beine nach oben an und überkreuzen Sie die Fußgelenke. Die Bauchmuskeln anspannen, den Nabel nach innen ziehen und das Gesäß ohne Schwung (!) für 2 bis 4 Sekunden anheben und in Richtung Zimmerdecke drücken.
- Wiederholen Sie die Übung 10- bis 20-mal. Achten Sie darauf, dass Sie die Beine senkrecht auf und ab und nicht nach vorn und hinten bewegen.

Varianten

a) Die Hände unter dem Kopf verschränken.
b) Die Beine etwas anwinkeln und die Arme nach hinten strecken.

2

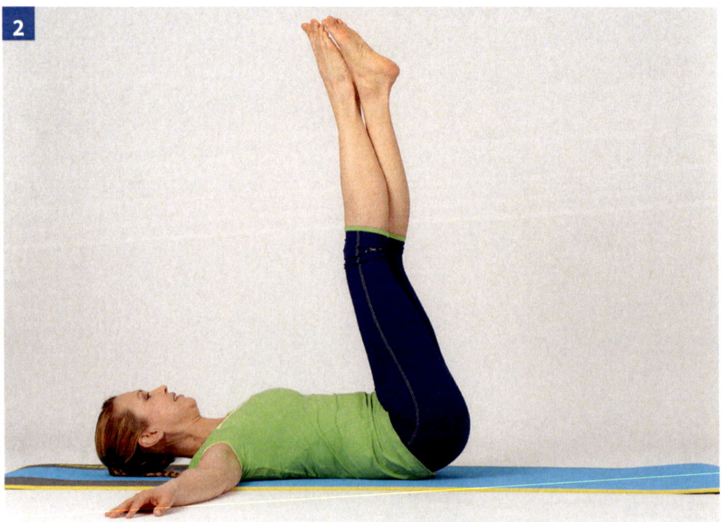

3. Bauch- und Knie-Twist

- Legen Sie sich auf den Boden und ziehen Sie die Beine im 90°-Winkel zum Bauch. Dann legen Sie beide Hände hinter den Kopf. Die Ellbogen zeigen dabei nach außen.
- Heben Sie nun Kopf und Schultern ein wenig an und ziehen Sie den Bauchnabel nach innen. Dann den rechten Ellbogen und das linke Knie aufeinanderzubewegen, gleichzeitig das linke Bein etwas über dem Boden mit der Ferse nach vorn schieben.

DARAUF ACHTE ICH

Nicht am Kopf ziehen. Kopf und Rumpf bilden eine Linie.

3

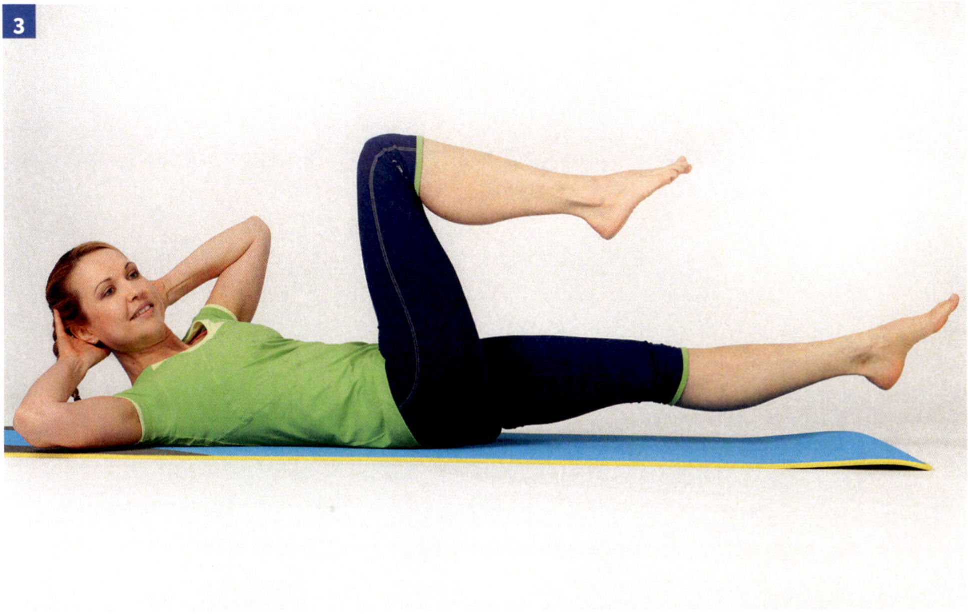

DARAUF ACHTE ICH

Während der Übung die Bauch- und möglichst auch Beckenbodenspannung gut halten.

4. Ganzkörperspannung im Vierfüßlerstand

Diese Übung aktiviert alle die Wirbelsäule stützenden Muskeln.

- Begeben Sie sich in den Vierfüßlerstand.
- Die Hände befinden sich unter den Schultern, die Fingerspitzen zeigen ein klein wenig nach innen. Die Ellbogen sind leicht gebeugt. Die Knie stehen unter den Hüften.
- Stellen Sie die Fußspitzen auf und spannen Sie die Bauch- und Beckenbodenmuskeln kräftig an. Spannen Sie auch die Hände und Knie an, als ob Sie diese zueinanderschieben wollten.
- Heben Sie dann beim Ausatmen die Knie etwa 10 cm vom Boden ab. Atmen Sie jetzt normal weiter, behalten Sie die gesamte Muskelspannung bei und bewegen Sie die Knie in Minibewegungen 10- bis 20-mal auf und ab. Setzen Sie dann kurz ab.
- Führen Sie 6 bis 8 Wiederholungen durch. Achten Sie darauf, dass der Blick immer nach unten bzw. in Richtung Knie gerichtet ist.

Varianten

a) Wenn die Handgelenke schmerzen, kann diese Übung auch aus dem Unterarmstütz geübt werden.

b) Steigerung: Knie leicht anheben, dann jeweils einen Fuß anheben.

4

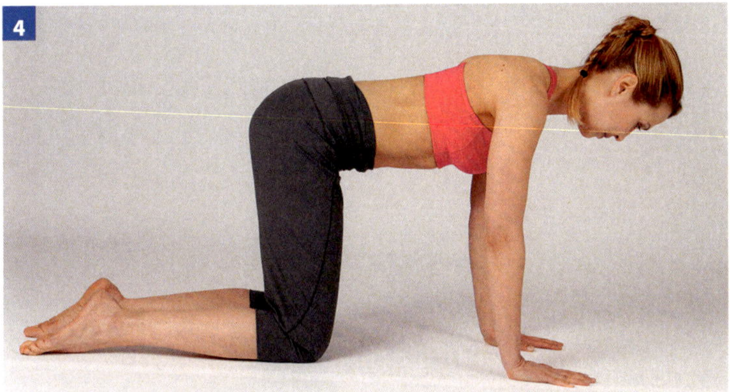

Ausgangsstellung wie auf S. 62

4a

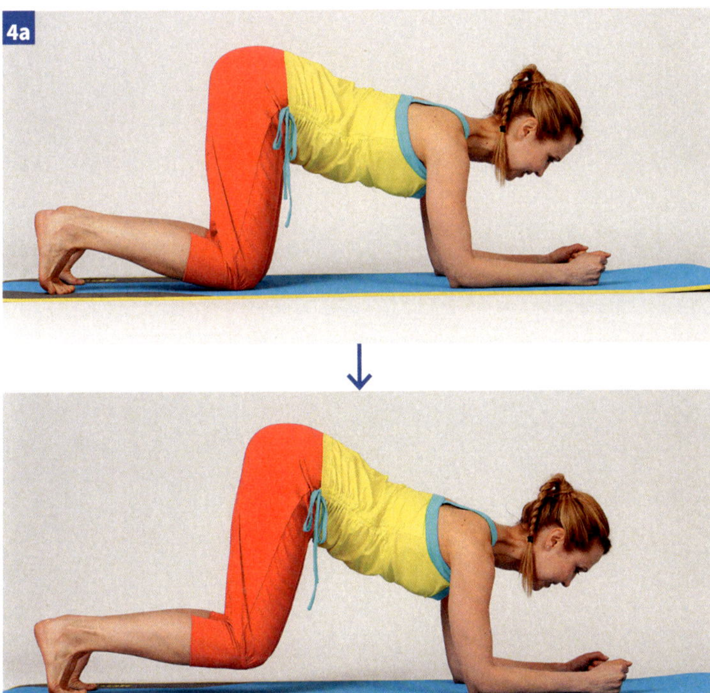

DARAUF ACHTE ICH

Gehen Sie mit den Armen nur so weit in die Beuge, dass Sie die Spannung im Rumpf noch halten können. Machen Sie lieber weniger als mehr! Achten Sie darauf, dass der Rücken die ganze Zeit gerade bleibt. Die Kraft kommt vor allem aus den Bauchmuskeln. Den Atem fließen lassen.

5. Gesundheitsliegestütz und richtiger Liegestütz; Stabilisierung des ganzen Körpers

Diese Übung gibt es in verschiedenen Varianten: Wir beginnen zunächst mit der etwas leichteren, aber ebenfalls wirkungsvollen Übung. Sie wird auch Gesundheitsliegestütz genannt und kommt aus der Rückenschule.

- Gehen Sie dazu in den Vierfüßlerstand (auf Händen und Knien).
- Heben Sie die Unterschenkel hinten an und überkreuzen Sie die Fußgelenke. Dann die Schultern stabilisieren und in Richtung Gesäß ziehen.
- Die Bauch- und Beckenbodenmuskeln gut anspannen, dann die Ellbogen langsam beugen und strecken. Senken Sie den Rumpf und drücken Sie ihn bewusst hoch.

Variante

a) Die Übung wird aus der gestreckten Liegestützstellung heraus durchgeführt. Bitte nur ausführen, wenn Sie den Rücken so stabilisieren können, dass er gerade bleibt und nicht durchhängt.

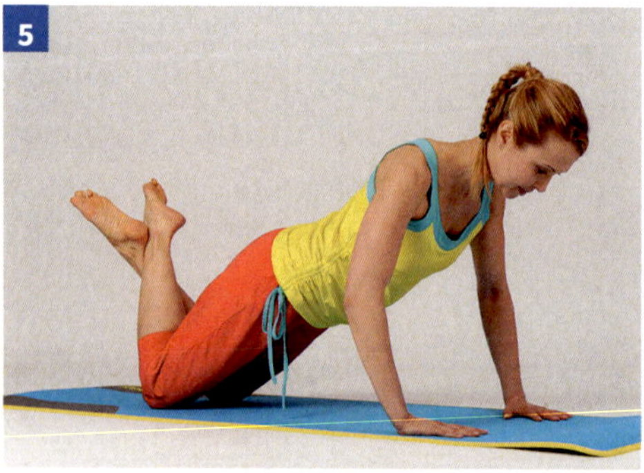

5

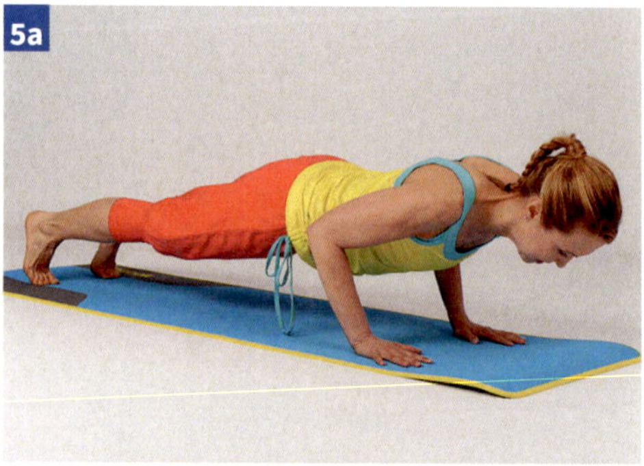

5a

6. Ganzkörperspannung in einer Linie

Mit dieser intensiven Übung trainieren Sie alles: Schultern, Arme, Bauch, Rücken, Po und Beine – Ihre Knochen werden sich über diese Aktivierung freuen!

- Legen Sie sich mit dem Bauch nach unten auf den Boden und stützen Sie dann die Unterarme und die Fußspitzen auf. Die Ellbogen befinden sich unterhalb der Schultern.
- Spannen Sie nun die Bauch- und Beckenbodenmuskeln an und ziehen Sie den Bauchnabel nach innen. Dabei auch den Po anspannen.
- Dann den Körper vom Boden anheben, bis Rumpf und Beine eine Linie bilden. Der Blick ist nach unten gerichtet.
- Diese Spannung 10 bis 15 Sekunden halten und den Atem ruhig fließen lassen.
- Nun zuerst die Knie absetzen, dann den ganzen Körper. Wiederholen Sie die Übung 6- bis 10-mal.

DARAUF ACHTE ICH

Die Spannung in der gesamten Körpermitte gut halten.
Sacken Sie nicht in die Schultern, sondern stemmen Sie sich mit den Ellbogen aus dem Boden heraus und schaffen Sie Raum im Schultergelenk. Die Brust wird weit!

Varianten

a) Aus der oben beschriebenen Ausgangsstellung im Wechsel das rechte und linke Bein etwas anheben, die Spannung halten, dann wieder absetzen.

b) Anspruchsvoll: Ausgangsstellung wie oben: Schieben Sie sich aus den Fußgelenken heraus langsam nach vorn und wieder zurück. Die Körperspannung soll dabei erhalten bleiben. Führen Sie die Übung 5- bis 10-mal durch.

6

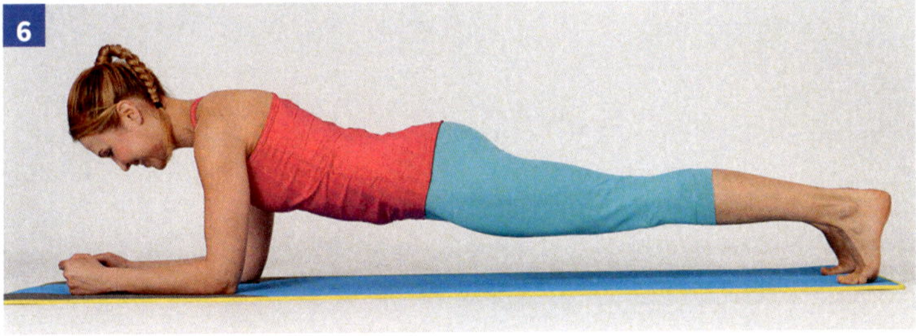

DARAUF ACHTE ICH

Der Kopf bleibt in Verlängerung der Wirbelsäule, die Stirn zeigt nach unten. Gehen Sie nur so weit nach oben, dass Sie kein Hohlkreuz machen.

7. Für einen starken Rücken

- Legen Sie sich auf den Bauch und stellen Sie die Zehen mit hüftbreit geöffneten Beinen auf.
- Die Arme liegen in V-Haltung neben dem Kopf. Beide Daumen zeigen nach oben.
- Drücken Sie nun die Zehen und das Schambein in den Boden und spannen Sie beim Ausatmen die Bauch-, Beckenboden- und Gesäßmuskeln kräftig an.
- Dann Kopf, Arme und Schultern einige Zentimeter vom Boden anheben. Der Kopf bleibt in Verlängerung der Wirbelsäule mit der Stirn nach unten, die Schulterblätter bewegen sich in Richtung Wirbelsäule und Gesäß.
- Diese Position 10 bis 15 Sekunden aushalten, dann kurz zurücklegen. Führen Sie 6 bis 10 Wiederholungen durch.

7

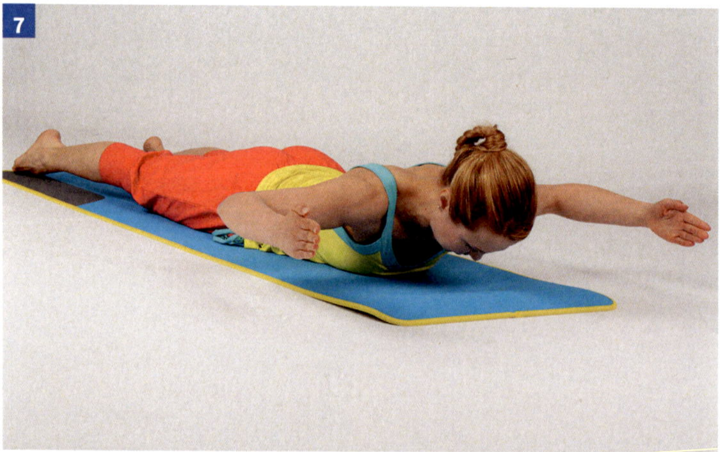

Varianten

a) Aus der oben beschriebenen Position heraus beim Ausatmen einen Arm nach vorn strecken. Mit dem Einatmen den Arm wieder zurückziehen. Beim Ausatmen den anderen Arm nach vorn strecken. Die Übung für jeden Arm 4- bis 8-mal wiederholen.
b) Aus der oben beschriebenen Position heraus (Kopf und Arme sind leicht angehoben) strecken Sie beim Ausatmen einen Arm nach vorn, den anderen nach hinten. Die Arme 6- bis 10-mal wechseln, indem Sie sie seitlich am Körper vorbeiziehen, ähnlich wie beim Kraulen.
c) Anspruchsvoll: Aus der angehobenen Position heraus den Oberkörper mit den U-förmig gehaltenen Armen zur rechten Seite bewegen. Der Kopf bleibt in Verlängerung des Körpers, die Stirn zeigt nach unten. Die Position 6 bis 10 Sekunden halten, dann zur anderen Seite übergehen. Wiederholen Sie jede Seite 4- bis 6-mal.
d) Wer es noch schwerer haben möchte, der kann die Beine etwas anheben. Auch anstrengend ist es, ein Gewicht oder eine Wasserflasche in den Händen zu halten.

7a
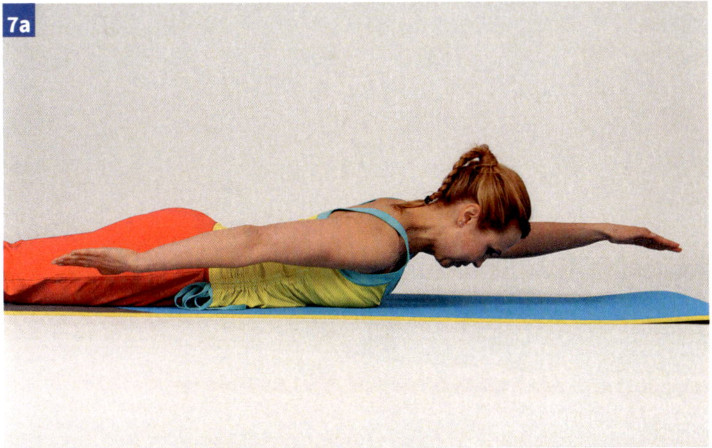

Entspannung nach dem Training

Immer wenn Sie geübt haben, sollten Sie mit einer Entspannungsphase das Training beenden. Damit gönnen Sie Ihrem Körper eine wohlverdiente Ruhepause, Ihre Bandscheiben können die Entlastung genießen, Ihre Muskeln dürfen sich ausruhen.

1. Stufenlagerung

- In der Stufenlagerung kann man sich gut entspannen. Dazu legen Sie sich auf den Boden und lassen die Unterschenkel auf einem Hocker, Stuhl oder Gymnastikball aufliegen. Ober- und Unterschenkel sollten sich etwa in einem 90-Grad-Winkel befinden.
- Bleiben Sie einige Minuten in dieser angenehmen Ruhelage liegen und genießen Sie die Entspannung. Lassen Sie den Atem in die Tiefe fließen und spüren Sie, wie er sich überall im Rumpf ausbreitet. Genießen Sie die Entspannung.

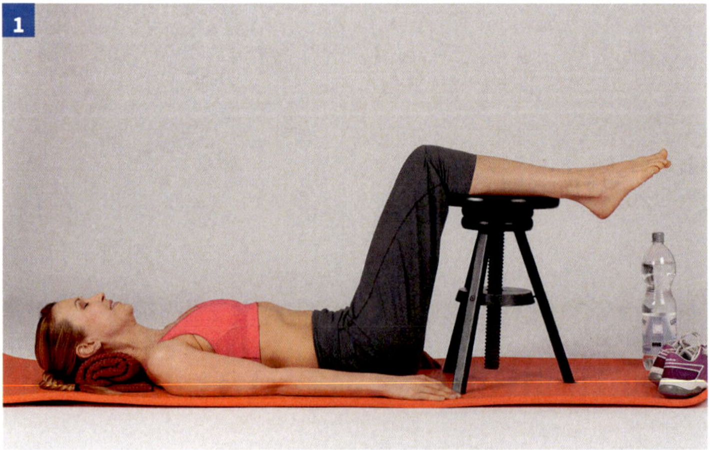

2. Dehnungslagerung

Um verspannte Muskeln zu vermeiden, sind Dehnungsübungen ideal. Diese können Sie auch im Alltag oder auch zwischen den Übungen machen. Am Schluss eines Trainingsprogramms, nach kräftigenden Übungen, sollten Sie die Muskeln immer dehnen und strecken und sich eine Erholungsphase gönnen.

Bleiben Sie in einer Dehnlage mindestens 30 bis 60 Sekunden liegen, gerne auch länger. Lassen Sie den Atem dabei gelöst fließen und spüren Sie die Weite im Körper.

Entspannung für den Bauch

- Legen Sie sich auf den Rücken und strecken Sie die Beine hüftbreit nach vorn und die Arme diagonal nach hinten. Strecken Sie Arme und Beine vom Körper weg.
- Legen Sie sich auf den Boden und stellen Sie die Beine auf. Dann das Gesäß anheben, bis Rücken und Oberschenkel eine Linie bilden (siehe Foto unten).

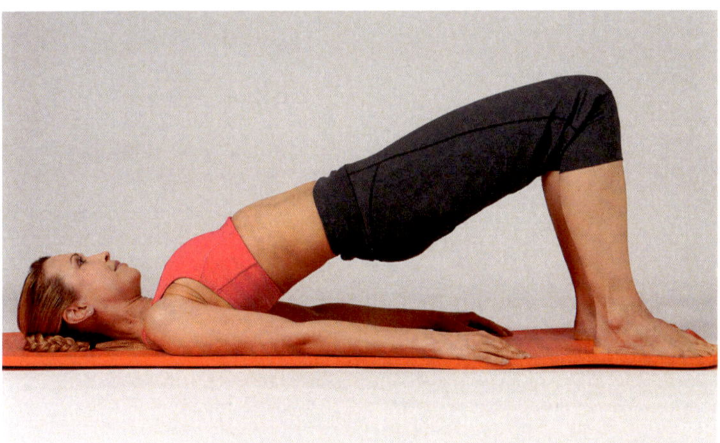

- Auf den Boden legen und die Beine aufstellen, dann die Arme diagonal nach hinten strecken und die Knie auf eine Seite ablegen; die Dehnung 30 bis 60 Sekunden aushalten. Dabei ruhig weiteratmen. Dann die andere Seite. Achtung: Gehen Sie nur so weit, dass Sie im unteren Rücken keine Schmerzen bekommen (siehe Foto unten).

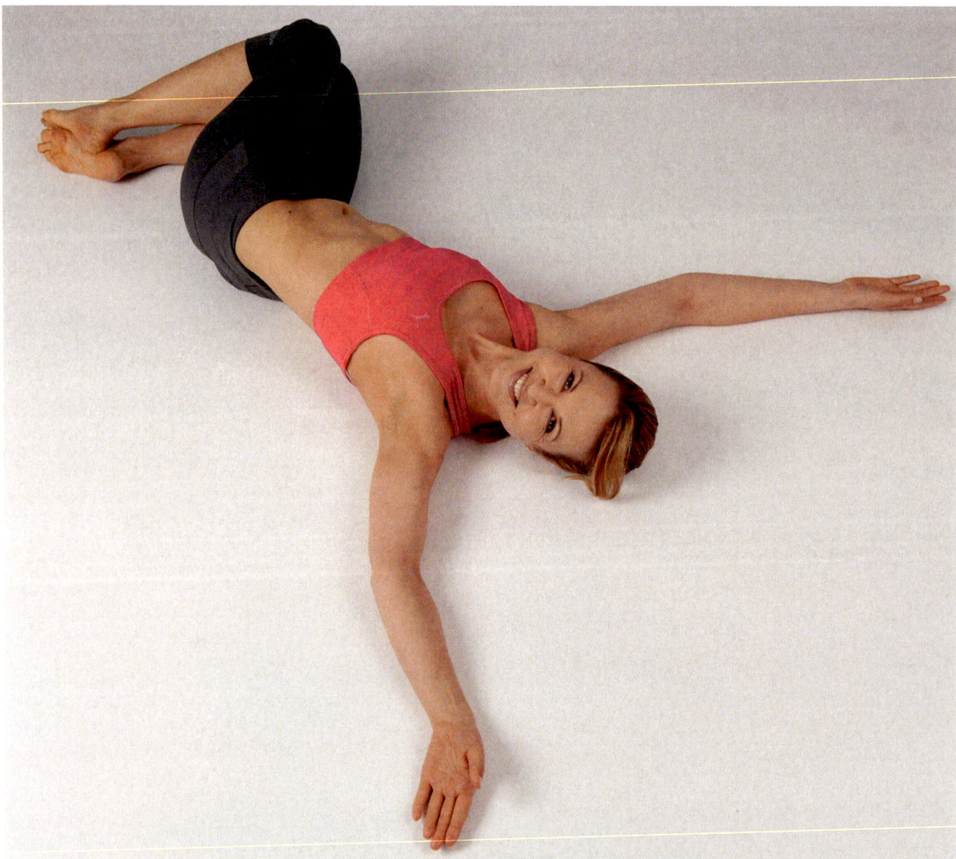

Entspannung für den Rücken I

- Setzen Sie sich auf das vordere Drittel eines Stuhls. Lassen Sie den Oberkörper zwischen den Knien schwer nach unten hängen und versuchen Sie, auch Kopf, Nacken und Schultern mit dem ganzen Gewicht sinken zu lassen. Die Handrücken oder Fingerspitzen berühren den Boden, aber zwingen Sie sich nicht, unbedingt den Boden zu erreichen. Konzentrieren Sie sich darauf, gelöst in den Rücken ein- und auszuatmen (siehe Foto unten).

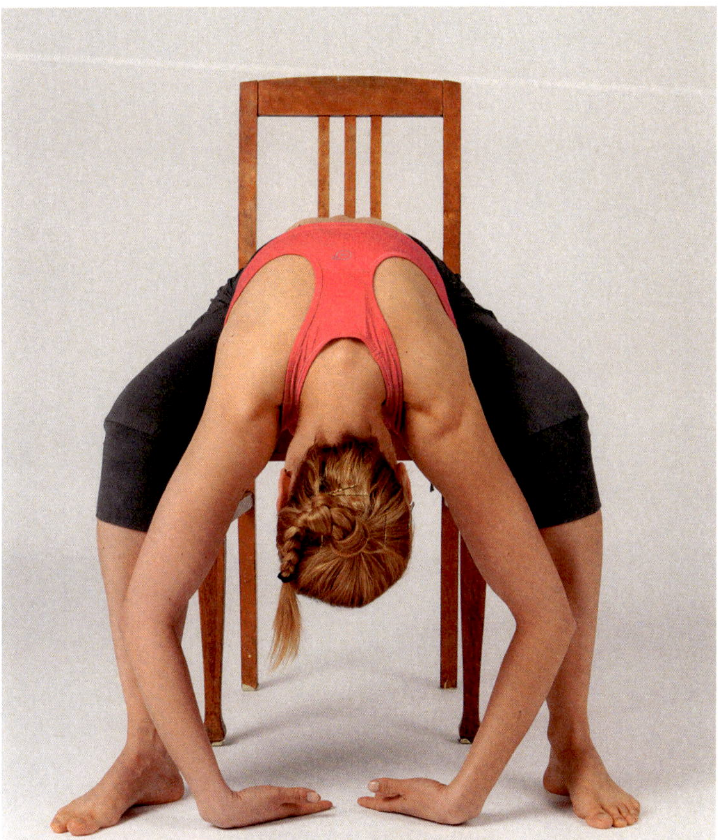

Entspannung für den Rücken II

- Gehen Sie in den Vierfüßlerstand (siehe oberes Foto) und lassen Sie dann das Gesäß nach hinten zu den Fersen sinken. Die Knie zeigen etwas nach außen. Die Arme auf dem Boden nach vorn strecken, Brustkorb nach unten senken, die Stirn zeigt zum Boden. Achten Sie auf eine gleichmäßige Atmung (siehe unteres Foto).

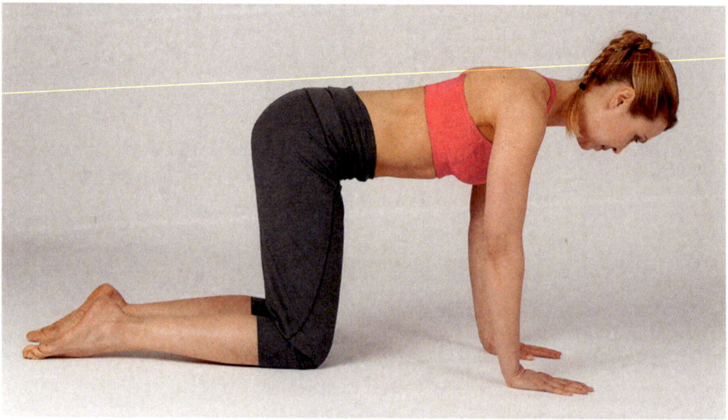

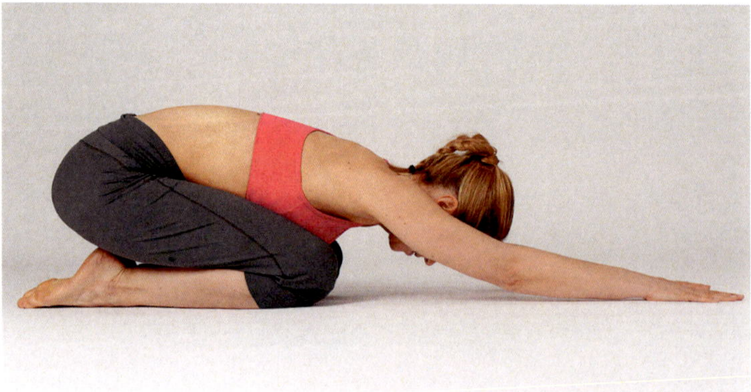

Hilfreiche Adressen

OSD Osteoporose Selbsthilfegruppen Dachverband e.V.
Hohe Str. 38
D-99867 Gotha
Tel.: 03621/512581
www.osd-ev.org
Der OSD widmet sich als Patientenorganisation der Selbsthilfe, den Selbsthilfegruppen und der Förderung patientenbezogener Maßnahmen.

Netzwerk Osteoporose e.V.
Torfweg 44
21614 Buxtehude
Tel.: 04161 6007355
www.netzwerk-osteoporose.de
Das Netzwerk-Osteoporose e.V. ist eine Organisation für Patienten-Kompetenz, zur Förderung von Selbsthilfe, Rehabilitationssport und Funktionstraining.

DVO Dachverband Osteologie e.V.
Kaiser-Wilhelm-Str. 2
45276 Essen
Tel.: 0201 85762704
www.dv-osteologie.org
Der DVO ist der interdisziplinäre Zusammenschluss aller wissenschaftlichen Fachgesellschaften in Deutschland, Österreich und der Schweiz, die sich mit den Erkrankungen des Knochens befassen.

Bibliografische Information der Deutschen Nationalbibliothek
Die Deutsche Nationalbibliothek verzeichnet diese Publikation in der deutschen Nationalbibliografie; detaillierte bibliografische Daten sind im Internet über
http://dnb.ddb.de/ abrufbar.

ISBN 978-3-89993-949-1 (Print)
ISBN 978-3-8426-8860-5 (PDF)
ISBN 978-3-8426-8861-2 (EPUB)

Fotos:
Titelbild: Jamie Grill – Getty Images, Übungsfotos: Sascha Wuillemet
Alle Fotos: Sascha Wuillemet, München, mit Ausnahme von:
Fotolia.com: Sensay: 6/7; 7activestudio: 11; crevis: 12; Alila Medical Media: 14; jd-photodesign: 16; Zerbor: 18/19; baibaz: 25; fudio: 27; bmf-foto.de: 31; unpict: 35; Printemps: 37; ijdema: 55; Gerhard Seybert: 89

3. Auflage

Die Ratgebermarke der Schlütersche Fachmedien GmbH
Hans-Böckler-Allee 7, 30173 Hannover
www.humboldt.de
buchvertrieb@schluetersche.de
www.schluetersche.de

Gedruckt mit mineralölfrei hergestellten Druckfarben und Strom aus erneuerbaren Energien. Die eingesetzten Klebe- und Bindestoffe entsprechen den derzeitigen Umweltstandards, die vom RAL-Institut für Gütesicherung und Kennzeichnung geprüft wurden.

Lektorat: Linda Strehl, München
Layout: Groothuis, Lohfert, Consorten, Hamburg
Covergestaltung: semper smile Werbeagentur GmbH, München
Satz: Die Feder · Werbeagentur GmbH, Wetzlar
Druck und Bindung: Salzland Druck GmbH &Co. KG, Staßfurt